JN042889

新版

小児がん
支持療法
マニュアル

編集

小児白血病研究会（JACLS）

編集責任者

大曽根 眞也
（京都府立医科大学大学院
医学研究科小児科学講師）

since 1914 診断と治療社

編集・執筆者一覧

●編　集

小児白血病研究会（JACLS）

●編集責任者

大曽根眞也　京都府立医科大学大学院医学研究科小児
　　　　　　科学講師

●執筆者（50音順）

伊藤　　剛　豊橋市民病院小児科第二部長

今井　　剛　愛媛県立中央病院小児科部長

今村俊彦　京都府立医科大学大学院医学研究科小児
　　　　　　科学講師

大曽根眞也　京都府立医科大学大学院医学研究科小児
　　　　　　科学講師

金山拓誉　国立病院機構舞鶴医療センター小児科

齋藤敦郎　兵庫県立こども病院血液・腫瘍内科医長

篠田邦大　岐阜市民病院小児科部長

鈴木　　資　東北大学大学院医学研究科発生・発達医
　　　　　　学講座小児病態学分野助教

多田羅竜平　大阪市立総合医療センター緩和医療科部長

辻本　　弘　和歌山県立医科大学小児科学教室助教

三木瑞香　広島赤十字・原爆病院小児科副部長

山本雅樹　札幌医科大学医学部小児科学講座講師

　小児白血病をはじめとする小児造血器腫瘍の治療成績は年々向上し，今や多くの患者さんが治癒を見込める時代となりました．その要因は多岐にわたりますが，支持療法の進歩も治療成績の向上に大きな役割を果しており，これは臨床に携わる皆様が日々の診療のなかで感じておられることと思います．

　小児白血病研究会（JACLS）は，1996年の発足時から支持療法小委員会を立ち上げ，小児がん治療における支持療法のあり方について検討を重ね，JACLS参加施設の経験をもとに，2016年に「小児がん支持療法マニュアル」を上梓しました．幸いにも，本マニュアルは小児がん治療の現場で好評を博し，これまで3,000名を超える先生方にご活用いただきました．

　しかし，「小児がん支持療法マニュアル」も発刊から間もなく5年が経過し，小児がん領域の治療および支持療法もこの間に大きく進歩しました．小児がん診療に携わる者にとって，適切な支持療法の"アップデート"は欠かせません．そこで，小児がん支持療法のエキスパートであるJACLS支持療法小委員会が，『小児がん支持療法マニュアル』を改訂し，『新版　小児がん支持療法マニュアル』としてリニューアルいたしました．

　今回の改訂では，感染対策や輸血，食事や緩和ケアといった初版に記載していた項目に加え，2016年以降に登場した新薬の副作用対策，中心静脈カテーテルの合併症とその対応，神経毒性，消化管粘膜障害，肝類洞閉塞症候群に対する対応，がんのリハビリテーションなどの項目を追加し，最新の小児がん治療に即した内容になっています．

　また，これから小児がん診療にかかわる方々にとっても，読んでわかりやすく実践的な内容になっています．さらに，初版と同様にポケット版となっており，小児がん診療にかかわる皆様の日々の診療に役立てていただけるようにというJACLS支持療法小委員会の先生方の願いが込められています．

　本書が初版同様，小児がんの診療に携わる医師をはじめとしたすべての医療スタッフの方々に利用され，病気と戦う子どもたちのた

めに役立つことを祈念いたします.

　最後に，本書の出版にあたり執筆にご尽力いただきましたJACLS
支持療法小委員会の皆様，初版に引き続き「疼痛の管理」の項を執
筆していただいた大阪市立総合医療センターの多々羅竜平先生，そ
して診断と治療社の西川弘美氏にこの場をお借りして厚く御礼申し
上げます.

2021 年 3 月

小児白血病研究会運営委員長
京都府立医科大学大学院医学研究科小児科学講師
今村俊彦

　小児がんは稀少疾患であるため，小児科専門医を目指している医師でも，小児がんの診療を経験する機会は少ないと思われます．このマニュアルは，これから病棟で小児がんの患者さんを診ることになったけれど，経験がなくて不安だ……そのような研修医や若手小児科医をおもな対象として作成しました．

　がん自体に対する治療は臨床試験に従って行われることが多くなり，そうでなくても治療方針はおもに上級医が決めているのではないかと思います．しかし，治療による有害事象やがん自体による症状を緩和する支持療法は，患者さんに日々接している若手医師に多くが委ねられます．実のところ，支持療法の良し悪しは治療の成否や患者・家族の生活の質に大きくかかわり，子どもたちを直接診療する先生方の役割は重要なのです．

　本マニュアルの起源は，20年ほど前に原純一先生（現　大阪市立総合医療センター副院長兼小児医療センター長）からご提供いただいた，大阪大学医学部小児科のマニュアルです．その後，歴代の小児白血病研究会（JACLS）支持療法小委員会の先生方の手によって改訂が繰り返され，長年にわたりJACLSの参加施設で用いられてきました．これを改訂して，2016年に医薬ジャーナル社から「小児がん支持療法マニュアル」を刊行したところ，全国の若手医師から大きな支持を得ることができました．そしてこのたび，内容を更新しつつ新たな項目も加えて，よりパワーアップした本マニュアルを，診断と治療社から世に送り出す機会を得ました．

　本マニュアルが全国の小児がん診療の現場で，若手医師のよきパートナーとなって，よりよい小児がん診療に少しでも貢献することができれば幸いです．

　本書を使うにあたっての注意点を以下に記します．

1. 薬剤名は一般名を記載していますが，各施設で使用している商品名を記載できるように（　　）を設けています．抗がん薬については，商品名を選択できる☑ボックスを設けましたので，ご活用ください．
2. 小児がんの支持療法は，明確なエビデンスに乏しいものが多く，小児に保険適用のない薬剤の用法用量も一部記載してい

る点にご注意ください．

3. 小児がんの支持療法は，施設によって治療環境や方針が異なることも多く，本書の内容を画一的に適応できるものではありません．各施設や患者さんの状況にあわせて，よい支持療法を実践していただければと思います．

JACLS 支持療法小委員会委員長

新版小児がん支持療法マニュアル編集責任者

京都府立医科大学大学院医学研究科小児科学講師

大曽根眞也

目 次

総論
入院から退院まで

I 化学療法をはじめる前に

1 化学療法開始前の検査

1. 確定診断を行う

骨髄検査
□有核細胞数, 巨核芽球数
□ May-Giemsa 染色, 分画, 芽球比率
□ペルオキシダーゼ染色
□特殊染色(急性骨髄性白血病〈AML〉の場合, PAS 染色, エステラーゼ染色など)
□細胞表面マーカー検査
□白血病関連キメラ遺伝子スクリーニング
□染色体 G-Banding
□骨髄微小残存病変量測定／遺伝子再構成の同定(急性リンパ性白血病〈ALL〉の場合)
□ *FLT3* 遺伝子解析(AML の場合)
□クロット病理標本
リンパ節生検
□病理検査
□スタンプ(捺印標本)
□細胞表面マーカー検査
□染色体 G-Banding
□凍結保存
腫瘍生検
□病理検査
□スタンプ(捺印標本)
□凍結保存

🕮 解 説
● 骨髄検査において dry tap のため十分な検体が得られない場合, 抗原検査, 遺伝子検査などは末梢血で代用可能である.
● 腫瘍生検の中央診断提出時は, 試料取り扱いマニュアルを参照する.

□既往歴・家族歴の聴取，併用薬を確認する
　□グルコース-6-リン酸脱水素酵素(G6PD)欠損症：ラスブリカーゼは重篤な溶血性貧血を起こすため禁忌となる
　□Charcot-Marrie-Tooth病：ビンクリスチンは神経症状が顕在化するため禁忌となる
　□血栓素因：ALLやlymphoblastic lymphoma治療中の血栓症のリスクとなるため，プロテインS，プロテインCの抗原・活性の検査を行う
　□QT延長症候群：QT延長をきたす薬剤を使用する場合，QT延長や心室性不整脈を起こす可能性がある
□体温，血圧，脈拍数，呼吸数，経皮的動脈血酸素飽和度(SpO_2)，意識レベル
□身長，体重，体表面積算出，ボディマス指標(body mass index：BMI)，肥満度の算出，Tanner分類，身体所見，髄外浸潤および臓器腫大の評価(精巣，肝臓，脾臓，腎臓，縦隔，骨，リンパ節，皮膚など)
□パフォーマンスステータス(performance status：PS)(Eastern Cooperative Oncology Group：ECOG，Karnofsky Performance Status：KPS)
□末梢血血算：白血球数，白血球分画(好中球数，リンパ球数，腫瘍細胞数)，赤血球数，ヘモグロビン，ヘマトクリット，網状赤血球数，血小板数
□凝固機能検査：PT，APTT，fibrinogen，アンチトロンビンⅢ，D-ダイマー，プロテインC活性・抗原量，プロテインS活性・抗原量(血栓症の家族歴がある場合)
□血液生化学：TP，Alb，T-Bil，D-Bil，AST，ALT，LDH，γ-GTP，BUN，Cr，UA，Na，K，Cl，Ca，P，Amy，CRP，血糖値
□免疫生化学：IgG，IgA，IgM
□血液型：ABO，Rh，不規則抗体
□血液ガス分析
□尿検査：尿定性(糖，蛋白，潜血)，尿沈渣
□感染症：血液培養(発熱時)，HBs抗原，HBc抗体，HBs抗体，HCV抗体，HTLV-1抗体，HIV抗体，HBV-DNA定量検査(HBs抗原，HBc抗体もしくはHBs抗体陽性時)，β-D-グルカン(深在性真菌感染症を疑う場合)

□内分泌：治療前の基礎値を測定する．TSH，fT4，IGF-1，LH（5歳以上），FSH（5歳以上），Estradiol（8歳以上女子），Testosterone（10歳以上男子）
□安静時12誘導心電図：補正QT間隔（QTc）
□心エコー：左室駆出分画（ejection fraction：EF），左室内径短縮率（fractional shortening：FS），心嚢水貯留の有無
□胸部単純X線写真
□頭部MRIもしくはCT検査
□頸胸腹部造影CT検査
□FDG-PET検査（疾患により推奨されている場合）
□中枢神経浸潤陽性例では脊髄MRI検査
□髄液検査：白血病・リンパ腫では原則治療開始後髄注と同時に行う．細胞数，芽球の有無を評価する
□薬剤応答遺伝子検査：*NUDT15*遺伝子codon 139多型解析（ALL，lymphoblastic lymphoma，ランゲルハンス細胞組織球症〈LCH〉などメルカプトプリンを使う場合）

解説
●臨床試験に登録する場合は実施計画書を確認し，必要な検査・検体送付を行う．

2 化学療法を安全に行うための準備

□気道の評価を行う：扁桃腫大，頸部リンパ節腫大，縦隔腫大の評価を行う．気道閉塞傾向を認めた場合は鎮静に注意を払い，適応を慎重に検討する．気道閉塞のリスクがある場合は，鎮静時に気道閉塞による窒息・呼吸不全となるため処置を行う場合は局所麻酔で行う
□呼吸の評価を行う：呼吸数，呼吸状態，SpO2の評価，画像検査により肺浸潤，胸水貯留の評価を行う．また気管支喘息の既往を確認する
□循環の評価を行う：心嚢水貯留，上大静脈症候群，腫瘍崩壊症候群〈TLS〉，QT延長などリスクの評価を行う
□モニター管理：TLSリスク時，アントラサイクリン系抗がん薬投与時，呼吸障害，感染症合併時などは心電図・SpO2モニター管理を行う

□中心静脈ラインの確保：治療開始前もしくは早期に中心静脈
ラインを確保する

□尿量管理：カリウム，リンを含まない 2,000 〜 3,000 mL/m^2/
日の十分な輸液を行ったうえで尿量を確保する

□感染症の合併：初診時感染症を合併している場合は，感染症
治療と併用して治療を行う．抗菌薬，抗真菌薬使用時は相互
作用に注意する（「各論 I 感染症の予防と治療」〈→ p.40〉参照）

□易感染状態：ニューモシスチス肺炎に対する ST 合剤予防内
服（0.1 g/kg/ 日）を分 2 で週 3 回内服する．副作用で使用でき
ない場合は，アトバコンに変更する．内服が困難な場合は，
ペンタミジン吸入（10 mg/kg）を行う．好中球数 500 /μL 以下
の場合は予防的抗真菌薬投与を行う．予防的抗菌薬の投与は
エビデンスがなく推奨はされないが，各施設の状況にあわせ
て考慮する．好中球減少中の発熱時は発熱性好中球減少症と
して対応する（「各論 I 感染症の予防と治療」〈→ p.40〉参照）

□チーム医療：多職種と情報を共有し，連携をはかりながら治
療を進める

　・看護師：診断・治療方針・家族背景の確認を行う

　・薬剤師：治療プロトコールの確認，使用するレジメン登録
　　の有無の確認，併用薬の確認，使用薬剤の確認を行う

　・栄養士：化学療法中，免疫抑制状態期の栄養指導を依頼す
　　る（「総論 V 食の管理」〈→ p.27〉参照）

　・臨床心理士：心理サポートが必要な場合に依頼する

　・医療ソーシャルワーカー：小児慢性特定疾病，特別児童扶
　　養手当など社会的サポートの案内を依頼する

　・歯科：齲歯・歯肉炎の評価，治療中のオーラルケアを依頼
　　する

　・リハビリ科：がんリハビリを依頼する（「各論 XX リハビリ
　　テーション」〈→ p.119〉参照）

　・教育関係者：小中学生では院内学級への転籍，高校生・大
　　学生などでは遠隔授業に対応できるか確認を行う

❸ 環　境

　現在では，厳重な感染対策が生存率向上には寄与しないことが明らかになっている．患者の生活の質（QOL）にも配慮し，不必要な感染対策は行うべきではない．特に子どもは隔離されることでQOLが低下する．
- □手洗いおよびアルコールによる手指衛生による標準予防策を徹底することも重要である
- □患児の面会者の有熱状況や感冒症状の有無のチェックと，必要に応じた面会制限を実施する
- □生鮮食品は禁止し，鉢花や生花を病室に置かないようにする
- □院内や周辺が工事中の場合は，粉塵の飛散によりアスペルギルスやフサリウムなどの真菌感染が懸念されるため，真菌感染症の対策を強化する
- □ AMLをはじめ，好中球減少期間が長期となる場合は，HEPAフィルター，ラミナエアフローの使用が望まれる

❹ 登録・申請

日本小児がん研究グループ（Japan Children's Cancer Group：JCCG）の観察研究・疾患登録を行う
　これらの研究に登録することによって中央診断を依頼することが可能となる．
- □小児血液腫瘍性疾患を対象とした前方視的研究：血液腫瘍を疑う場合
- □小児固形腫瘍観察研究：固形腫瘍を疑う場合
- □小児血液がん学会疾患登録：診断後，小児血液がん学会疾患登録について説明を行い，疾患登録する
- □臨床試験への登録：登録可能な臨床試験があれば診療試験の内容や目的について説明を行い，同意・アセントを取得する

社会的サポート
　医療ソーシャルワーカーと相談し，申請可能な制度の情報提供を行う．

□小児慢性特定疾病医療費助成制度：新規症例では18歳未満の患者が対象となり，引き続き治療が必要な場合は20歳到達の前日まで医療費助成を受けることが可能である．小児がんは対象となる．申請依頼を受けたら，対象疾病に応じた医療意見書を速やかに作成する

□特別児童扶養手当：血液・造血器疾患，悪性新生物による障害の程度により申請が可能である

Column JACLS から JCCG へ

　小児がんの診療に携わっていると，何やらグループ名らしき略語にしばしば遭遇します．若い医師の皆さんには，どれが何だかわかりにくいのではないかと思います．

　小児がんに限らず，よりよい治療法を開発するためには，治療が本当によいのか否かを科学的に検証する必要があります．しかし小児がんは稀少疾患であり，各施設で限られた数の患者さんを対象に別々の治療を行っていても，それらの治療が本当によいのかはいつまでたってもわかりません．そこで多くの患者さんにご協力いただき，治療法を評価する臨床試験が行われます．小児がん診療に取り組む医師たちは，より多くの患者さんに参加いただき質の高い臨床試験を行うために，施設間の垣根を越えて研究グループを結成していきました．ここでは日本国内の動向を記します．

　小児の造血器腫瘍においては，1969年に東京小児がん研究グループ（TCCSG），1980年に小児癌・白血病研究グループ（CCLSG），1984年に九州・山口小児がん研究グループ（KYCCSG）が結成され，1996年に北海道，東北，東海，関西，中国，四国，九州の各地域の施設が集まって小児白血病研究会（JACLS）が結成されました．そして2003年，これら4グループを統合して日本小児白血病リンパ腫研究グループ（JPLSG）が結成され，全国規模の臨床試験が行われるようになって，その成果が世界に発信されています．

　小児固形腫瘍においては，まず疾別別に全国規模の治療研究グループが結成され，各グループによる臨床試験の成果が世界へ発信されてきました．1991年に日本小児肝癌スタディグループ（JPLT），1996年に日本Wilms腫瘍スタディグループ（JWiTS），2004年に日本ユーイング肉腫研究グループ（JESS），

日本横紋筋肉腫研究グループ（JRSG），日本小児脳腫瘍コンソーシアム（JPBTC），2006年に日本神経芽腫研究グループ（JNBSG）がそれぞれ結成され，2007年には小児固形癌臨床試験共同機構が立ちあげられました．

　そしてついに2016年，JPLSGと固形腫瘍の各研究グループが結集して日本小児がん研究グループ（JCCG）が結成され，オールジャパンで質の高い臨床研究を推進して，よりよい小児がん治療を創り出す体制が整いました．現在 JCCG には日本全国から200以上の施設が参加し，小児科，小児外科，脳神経外科，整形外科，放射線科，耳鼻咽喉科，眼科，病理科，生物統計，基礎医学，看護，倫理，情報管理など，多くの分野の専門家が一堂に会して，小児がんの子どもたちやご家族の笑顔のために，精力的に活動しています．

Column　小児・思春期・若年がん患者の妊孕性温存療法

　小児がんに対する治療のなかで，特にアルキル化薬（ブスルファン，シクロホスファミド，プロカルバジンなど）や，性腺が照射野となる放射線治療は，精巣や卵巣への毒性があり，将来的な不妊の原因となります．性腺毒性のリスクは治療内容によって大きく異なり，急性白血病に対する化学療法は比較的リスクが低い一方，高用量のアルキル化薬を用いる固形腫瘍や造血細胞移植を受ける症例はリスクが高くなります．

　かつては，小児がんと診断されればがんを治して救命することがすべてであり，患者さんが将来子どもを授かることまでは考慮されていませんでした．しかし，小児がんの治療成績が向上して多くの患者さんが成人となった現在，がん治療による晩期合併症としての不妊は，大きな問題となっています．

　そこで近年，がんと診断された小児・思春期・若年成人の患者に対して，がん治療をはじめる前に配偶子や性腺を体外に摘出して凍結保存する，妊孕性温存療法が試みられるようになってきました．思春期以上の年齢では，女性では未受精卵子や卵巣組織（男性パートナーがいる場合には胚〈受精卵〉），男性では精子が，それぞれ凍結保存され，将来これらを用いて挙児を得ることを目指します．また，女性で骨盤内への放射線療法が必要な場合には，照射野外への卵巣位置移動術を検討します．これらの妊孕性温存療法を行い挙児に至った例が，実際に報告されています．

　小児がんは急速に進行するものが多く，治療を早急にはじめる必要があるため，がんと診断されたときにがんの治療が最優先であることは，今も変わりません．しかし診断時に，患児や保護者の理解度にあわせて，治療によって不妊となる可能性について情報提供することも，同時に求められるようになりました．そして患児の年齢，疾患の種類，がん治療開始までの時間的な猶予，患者や家族の意向などを総合的に判断し，もし妊孕性温存療法が可能と考えられその希望がある場合には，生殖医療の専門家へ紹介することが小児がん治療医の新たな役割となってきたのです．

　ただし現時点で，がん患者に対する妊孕性温存療法は，健康保険の適応になっていません．最近になって，がん患者への妊孕性温存療法を行う生殖医療機関や独自の助成金を設ける自治体が次第に増えてきましたが，その体制にはまだまだ地域差があるのが実情です．がん診療機関と生殖医療機関との連携，経済的な支援のネットワークがこれから広がり，患者さんのよりよい未来につながっていくことが期待されます．

参考文献

・日本癌治療学会（編）：小児，思春期・若年がん患者の妊孕性温存に関する診療ガイドライン　2017 年版．金原出版，2017.
・日本がん・生殖医療学会　http://www.j-sfp.org/
・Oktay K, et al.：J Clin Oncol 2018；36：1994-2001.

[齋藤敦郎，大曽根眞也]

II 寛解導入療法の注意

1 寛解導入療法開始前の注意

□ **診断に応じたプロトコール治療を行う**
- 診断・リスクに応じた治療プロトコールを確認する.
- 使用する薬剤は,患児の年齢,体重,肥満度,腫瘍崩壊症候群(TLS)リスクなどによる治療変更基準に留意して決定する.
- 催吐性のリスクに応じ制吐薬(「総論 VII 悪心・嘔吐」〈→ p.80〉参照),その他規定されている支持療法を併用する.

□ **腫瘍崩壊症候群(TLS)**
- 2,000 ～ 3,000 mL/m^2/ 日の輸液を行い,尿量を確保する.
- TLS のリスク評価を行い,高リスクの場合はカリウムとリンを含まない輸液とし,ラスブリカーゼを使用する(「各論 V 腫瘍崩壊症候群(TLS)」〈→ p.71〉参照)

□ **過粘稠度症候群**
- 白血球数 10 万 /μL 以上ではヘモグロビン値を 8 g/dL 以上にしないように注意し,速やかに化学療法を開始する.
- 白血球数増多があり,症状を有する場合は,各施設の判断で交換輸血や白血球除去を考慮する.
- 白血球数は,乳児白血病では 50 万 /μL 以上,急性リンパ性白血病(ALL)では 30 万 /μL 以上,急性骨髄性白血病(AML)では 10 万 /μL 以上をめやすとする.
- 交換輸血や白血球除去療法の効果は一時的であるため,臓器障害が改善したら,速やかに化学療法を開始する(「各論 VI Hyperleukocytosis と leukostasis」〈→ p.77〉参照).

□ **播種性血管内凝固症候群(DIC)**
- 急性前骨髄球性白血病(APL)や AML の M4 や M5,T 細胞性の急性リンパ性白血病の初発時に合併しやすい.
- DIC の評価を行い,合併している場合は DIC の治療を併用しながら治療を行う(「各論 IV-1 播種性血管内凝固症候群(DIC)」〈→ p.66〉参照).

□ **感染症の合併**
- 初診時に感染症を合併している場合は,感染症治療と並行して治療を行う必要がある.
- 抗菌薬や抗真菌薬を使用するときは,抗がん薬との相互作用に注意する(「各論 I 感染症の予防と治療」〈→ p.40〉参照).

2 寛解導入療法開始後の注意

□薬剤アレルギー
- 多くの薬剤が初回使用となるため,アレルギーの出現に注意する.
- L-アスパラギナーゼやエトポシドはアナフィラキシーのリスクが高い薬剤である.

□腎機能障害・電解質異常
- TLSによる腎機能の悪化,カリウム,カルシウム,リン値に注意する.
- 高カリウム血症,高リン血症,高尿酸血症などを伴う腎不全例には透析を行う.
- ビンクリスチンやシクロホスファミドでひき起こされる抗利尿ホルモン不適切分泌症候群(SIADH)による低ナトリウム血症に注意する(「各論 XVII 電解質異常」〈→ p.114〉参照).

□肝機能障害
- メトトレキサート投与後に生じやすい.
- 生じた場合は,プロトコールによる治療中断・変更基準を確認,肝庇護薬を投与する.

□神経障害
- 意識障害やけいれんの出現時は頭蓋内出血,可逆性白質脳症(PRES),脳梗塞,静脈血栓症などが鑑別にあがる.
- 適宜,CT,MRI検査で評価を行う.
- ビンクリスチンによる末梢神経障害が生じる場合がある(「各論 XIV 神経毒性」〈→ p.105〉参照).

□凝固機能障害
- L-アスパラギナーゼを使用した場合,凝固機能障害が出現する場合が多い.
- 血栓症予防のため AT 活性が 70 % 以下の場合は,アンチトロンビン製剤を使用する(「各論 X L-アスパラギナーゼ(L-ASP)関連合併症」〈→ p.94〉参照).

□腹部症状
- ビンクリスチン使用時は便秘を生じるため予防的に下剤を併用する(「各論 XIII 便秘・麻痺性イレウス」〈→ p.104〉参照).
- L-アスパラギナーゼを使用した場合,膵炎の合併に注意する.
- 腹痛の出現時はアミラーゼ値,リパーゼ値,超音波検査または CT 検査を考慮する(「各論 X L-アスパラギナーゼ(L-ASP)関連合併症」〈→ p.94〉参照).

□ 高血糖

● 寛解導入療法時にステロイドを使用する場合は高血糖の出現に注意する.

● 尿ケトン陽性時は血糖・ケトーシスの補正を行う(「各論 XVI 高血糖」〈→ p.113〉参照).

□ 脂質異常症

● L- アスパラギナーゼを使用した場合, 高トリグリセリド血症を合併する場合がある(「各論 X L- アスパラギナーゼ(L-ASP)関連合併症」〈→ p.94〉参照).

□ 眼症状

● 寛解導入療法時にステロイドを使用する場合は, 眼圧上昇をきたすことがある. 眼痛や頭痛, 視力低下など緑内障の症状を訴えた場合は眼科コンサルトを行う.

● AML に対して, 大量シタラビン療法を行う場合は涙液中にシタラビンが移行するため結膜炎を発症する. 予防のためステロイドの点眼薬を用いるが悪化する場合は眼科コンサルトを行う.

□ 輸　血

● 輸血ガイドラインを参考に, Hb 7.0 g/dL, 血小板数 2 万 /μL, 髄注などの処置時は血小板数 5 万 /μL を維持するように輸血を行う(「総論 IV　輸血・アルブミン製剤」〈→ p.22〉参照).

□ 低ガンマグロブリン血症

● 血清 IgG 低値(500 mg/dL 未満)の場合は, ガンマグロブリン製剤の補充(200 ～ 600 mg/kg)を行う(「各論 I　感染症の予防と治療」〈→ p.40〉参照).

□ 粘膜障害

● 化学療法により口腔粘膜炎や下痢など生じやすい. 好中球数回復とともに改善してくるが, 口腔ケアを行いつつ支持療法を行う(「各論 XV　消化管粘膜障害」〈→ p.109〉参照).

□ メンタルサポート

● 急な入院から診断・治療開始となる場合が多く, 状況を受け入れる間もないため心理サポートを必要とすることがある.

● 寛解導入療法にステロイドを使用する場合は, ステロイドによる精神症状が出現する場合がある. その場合は精神科へコンサルテーションを行う.

[齋藤敦郎]

総論

III おもな抗がん薬

1 ビンカアルカロイド系

一般名	略語	特徴的な副作用	その他(特徴, 注意点など)
ビンクリスチン □オンコビン® □( )	VCR	末梢神経障害 便秘, イレウス SIADH 肝障害 壊死性抗がん薬	最大量:2.0 mg/body
ビンデシン □フィルデシン® □( )	VDS		髄腔内 投与禁	最大量:4.0 mg/body
ビンブラスチン □エクザール® □( )	VLB VBL		

「各論 VIII 抗がん薬の血管外漏出」(→ p.84), 「各論 XIII 便秘・麻痺性イレウス」
(→ p.104), 「各論 XVII -1 抗利尿ホルモン不適切分泌症候群(SIADH)」(→ p.114)
参照.
(JACLS 支持療法小委員会作成)

2 アントラサイクリン系

一般名	略語	特徴的な副作用	その他(特徴, 注意点など)
ピラルビシン □テラルビシン® □ピノルビン® □( )	THP- ADR THP	心筋障害(投与量の増加に伴いリスクが高くなる) □内炎 壊死性抗がん薬	未治療例で総投与量が 950 mg/m²(体表面積)を超えるとうっ血性心不全の頻度が増える
ダウノルビシン □ダウノマイシン® □( )	DNR DM		総投与量が 25 mg/kg を超えると重篤な心筋障害の頻度が増える
ドキソルビシン □アドリアシン® □ドキシル® □ドキソルビシン □( )	DXR DOX ADM		総投与量が 500 mg/m²(体表面積)を超えると重篤な心筋障害の頻度が増える
ミトキサントロン □ノバントロン® □( )	MIT		アントラサイクリン系未使用例では, 総投与量が 160 mg/m² を超えるとうっ血性心不全などの重篤な心障害の頻度が増える
イダルビシン □イダマイシン® □( )	IDA		総投与量は 120 mg/m²(体表面積)を超えてはならない(ドイツの添付文書)

心毒性の強さは, IDA>MIT>DXR>THP-ADR>DNR(「各論 XII 心毒性」(→ p.102)
の「アントラサイクリン系の心毒性換算表」参照). 「各論 VIII 抗がん薬の血管外
漏出」(→ p.84)参照.
(JACLS 支持療法小委員会作成)

3 アルキル化薬

一般名	略語	特徴的な副作用	その他（特徴，注意点など）
シクロホスファミド □エンドキサン® □(　　　　　)	CPA CY CPM	出血性膀胱炎，心筋障害 SIADH, SOS/VOD 間質性肺炎（晩期）	特に大量投与の際には1日2,000〜3,000 mL/m²の輸液を行う 出血性膀胱炎の予防のため，メスナを併用する（本剤使用時のメスナの適応は造血細胞移植の前治療のみ）
イホスファミド □イホマイド® □(　　　　　)	IFO IFM	出血性膀胱炎，心筋障害 SIADH, 尿細管障害，脳症 間質性肺炎（晩期）	1日2,000〜3,000 mL/m²の輸液を投与するとともに，メスナを併用する 必要に応じて輸液1,000 mLあたり40 mLの7%炭酸水素ナトリウムを混和し，尿のアルカリ化やD-マンニトール等の利尿薬を投与する 急性白血病の適応なし
テモゾロミド □テモダール® □(　　　　　)	TMZ	骨髄抑制，悪心・嘔吐，頭痛，倦怠感，光線過敏	悪性神経膠腫に加えて再発または難治性のユーイング肉腫に適応あり（ユーイング肉腫に対してはイリノテカンとの併用）

「各論XVII-1　抗利尿ホルモン不適切分泌症候群(SIADH)」(→ p.114)，「各論XVIII 出血性膀胱炎」(→ p.116)参照.
SOS/VOD：肝類洞閉塞症候群／肝中心静脈閉塞症
（JACLS支持療法小委員会作成）

MEMO

4 ▶ 代謝拮抗薬

一般名	略 語	特徴的な副作用	その他(特徴, 注意点など)
シタラビン □キロサイド® □シタラビン □(　　　　　)	Ara-C CA	消化器症状 発熱 緑色連鎖球菌感染症 大量投与時のAra-C症候群(薬剤投与後6～12時間で発現し, 発熱, 倦怠感, 筋肉痛, 骨肉痛, 皮疹, 胸痛, 結膜炎を認める)	Ara-C症候群の発症時には副腎皮質ステロイド投与などが有効とされている. 予防としてステロイドを併用(例:メチルプレドニゾロン60 mg/m²/回をAra-C投与前に投与する) 結膜炎の予防にステロイド点眼使用
メトトレキサート □メソトレキセート® □(　　　　　)	MTX	□内炎, 下痢など消化器症状 肝障害, 腎障害, 間質性肺炎 白質脳症	大量投与, 髄注施行時は, 症状がなくても退院時には頭部MRIを施行すること ＊大量投与時の注意は各論XI(→ p.100)参照
メルカプトプリン □ロイケリン® □(　　　　　)	6-MP	肝障害 骨髄抑制 発疹などの過敏症	経口投与薬剤 空腹時(眠前)分1投与 アロプリノールと併用時は6-MPを半量に減量 NUDT15遺伝子codon 139多型解析の結果と症状に応じて投与量を調整する
ネララビン □アラノンジー® □(　　　　　)	NEL	神経系障害(傾眠, 末梢神経障害, 感覚減退, 錯感覚, てんかん様発作, 錯乱など)	希釈せずに使用する
クロファラビン □エボルトラ® □(　　　　　)	CLO	全身性炎症反応症候群, 毛細血管漏出性症候群, 肝障害, SOS/VOD, 腎障害, 感染症	5%ブドウ糖または生食で希釈し, 最終的に0.15～0.4 mg/mLの濃度に調整すること 希釈後は速やかに投与すること

注:下記は各プロトコールの規定に従うこと
・Ara-C大量投与時のAra-C症候群予防
・メトトレキサート大量投与時の血中濃度の評価やホリナートカルシウム救済法
・メルカプトプリン使用時の肝障害や骨髄抑制による用量調節
SOS/VOD:肝類洞閉塞症候群／肝中心静脈閉塞症
(JACLS支持療法小委員会作成)

5 ▶ トポイソメラーゼ阻害薬

一般名	略 語	特徴的な副作用	その他(特徴，注意点など)
エトポシド □エトポシド □ベプシド® □ラステット® □(　　　　)	VP-16 ETP	骨髄抑制，肝障害，口内炎 二次がん(白血病など) アナフィラキシー	高濃度で結晶の析出が起こるため，0.4 mg/mL 以下の濃度に調整する 急速静注により一過性の血圧低下，不整脈を起こしやすい 使用するルートに注意が必要(DEHP®を含むポリ塩化ビニル製品，ポリカーボネート製品等は避ける)
イリノテカン □イリノテカン □オニバイド® □カンプト® □トポテシン® □(　　　　)	CPT-11	下痢(高頻度) 腸管穿孔，消化管出血，腸閉塞 間質性肺炎 肝障害，黄疸	投与 24 時間以内の下痢はコリン作動性によるものであり抗コリン薬を使用する．それ以後は腸管粘膜障害によるものでロペラミドを投与する(麻痺性イレウスに注意) 予防として，半夏瀉心湯などが使用される *UGT1A1* 遺伝子多型解析を行い，*UGT1A1**6, *UGT1A1**28 を有している患者には注意が必要

＊：diethylhexyl phthalate
（JACLS 支持療法小委員会作成）

6 ▶ ステロイド

一般名	略 語	特徴的な副作用	その他(特徴，注意点など)
プレドニゾロン □プレドニゾロン □水溶性プレドニン® □(　　　　)	PSL	高血糖 高血圧，PRES 気分障害(イライラ)，精神症状(錯乱)	大量投与時は特に高血圧，高血糖に注意 精神症状(錯乱)は DEX 連日投与時に高頻度で出現
デキサメタゾン □デカドロン® □デキサート® □(　　　　)	DEX	消化性潰瘍 眼圧上昇 食欲亢進，肥満 骨粗鬆症，大腿骨頭壊死	DEX を内服から注射薬に変更する際は投与量に注意(プロトコールで規定された換算式を参照) DEX のほうが PSL に比べ全身性の副作用が多い(緑内障，白内障，骨壊死，体重増加など)

「各論 XVI 高血糖」(→ p.113) 参照.
PRES : posterior reversible encephalopathy syndrome
（JACLS 支持療法小委員会作成）

7 プラチナ製剤

一般名	略語	特徴的な副作用	その他(特徴，注意点など)
シスプラチン □シスプラチン □ランダ® □(　　　　)	CDDP	腎障害 聴神経障害(高音域感音性難聴) 消化器症状(遅発性嘔吐)	小児悪性固形腫瘍以外では再発・難治性悪性リンパ腫に適応 投与前後に十分な補液を行い，利尿薬を投与するなど尿量確保に努める 点滴時間が長時間になる際は遮光が必要 聴力障害は特に 80 mg/m²/ 日以上，総投与量が 300 mg/m² を超えると顕著となる
カルボプラチン □カルボプラチン □パラプラチン® □(　　　　)	CBD-CA	末梢神経障害 プラチナ製剤アレルギー(発疹)	小児悪性固形腫瘍以外では悪性リンパ腫に適応 投与前後に十分な補液を行い，利尿薬を投与するなど尿量確保に努める 腎毒性，悪心・嘔吐，神経毒性はCDDP よりも軽減されているが，骨髄抑制は強い

(JACLS 支持療法小委員会作成)

MEMO

一般名	略語	特徴的な副作用	その他(特徴,注意点など)
イマチニブ □イマチニブ □グリベック® □(　　　　)	—	成長障害	CML,Ph+ALL などに適応がある
ダサチニブ □スプリセル® □(　　　　)	—	体液貯留(腹水,胸水,肺水腫,心嚢液貯留,全身性浮腫など) 骨髄抑制 肝障害	心電図 QT 延長 出血(頭蓋内出血,消化管出血等)	CML,再発または難治性の Ph+ALL に適応がある
ニロチニブ □タシグナ® □(　　　　)	—		心電図 QT 延長 高血糖 出血(頭蓋内出血,消化管出血など) 膵炎	慢性期または移行期の CML に適応がある 血中濃度が上昇しやすいので食後 2 時間までの間の服用は避ける
ポナチニブ □アイクルシグ® □(　　　　)	—		血管閉塞性事象(心筋梗塞,脳梗塞,末梢動脈閉塞),心不全	前治療に抵抗性または不耐容の CML,再発または難治性の Ph+ALL に適応がある
クリゾチニブ □ザーコリ® □(　　　　)	—	間質性肺炎,肝障害,劇症肝炎,心電図 QT 延長,視覚障害(羞明,視力障害,霧視),血中 Cr 値上昇	現時点では,*ALK* 融合遺伝子または *ROS1* 融合遺伝子陽性の切除不能,進行・再発の非小細胞肺がんにしか適応がない
エヌトレクチニブ □ロズリートレク® □(　　　　)	—	心電図 QT 延長,認知障害,めまい,運動失調,失神,味覚障害,骨髄抑制,間質性肺疾患,心不全,血中 Cr 値上昇,疲労,浮腫	*NTRK* 融合遺伝子陽性の進行・再発の固形がんに適応があり,小児用量も設定されている
ギルテリチニブ □ゾスパタ® □(　　　　)	—	心電図 QT 延長,骨髄抑制,肝障害,心嚢液貯留,血清 ALP,CK 上昇,発熱,低血圧	再発または難治性の *FLT3* 遺伝子変異陽性の急性骨髄性白血病に適応がある.小児の投与量の設定はない
パゾパニブ □ヴォトリエント® □(　　　　)	—	肝障害,肝不全,黄疸,高血圧心機能障害,血小板減少,甲状腺障害など	悪性軟部腫瘍,根治切除不能または転移性の腎細胞がんに適応がある.小児の投与量・量設定はない.1 日 1 回食後 2 時間以降に内服する

CML: 慢性骨髄性白血病,Ph+: フィラデルフィア染色体陽性,ALL: 急性リンパ性白血病,FLT3: FMS 様チロシンキナーゼ 3
(JACLS 支持療法小委員会作成)

9 抗体医薬品

一般名	略語	特徴的な副作用	その他（特徴，注意点など）
リツキシマブ □リツキサン® □リツキシマブ BS □（　　　　）	―	infusion reaction* （アナフィラキシー様症状，発熱，悪寒，悪心，頭痛，呼吸障害など）	B 型肝炎ウイルス再活性化による劇症肝炎 進行性多巣性白質脳症 ／ 投与法の詳細は添付文書を参照 使用前に B 型肝炎感染の検査を行う
ゲムツズマブオゾガマイシン □マイロターグ® □（　　　　）	GO		骨髄抑制，SOS/VOD，DIC，肝障害，腎障害，TLS，間質性肺炎 ／ 再発または難治性の CD33 陽性の AML に適応あり SOS/VOD のハイリスク
イノツズマブオゾガマイシン □ベスポンサ® □（　　　　）	―		骨髄抑制，SOS/VOD，DIC，肝障害，腎障害，TLS ／ 再発または難治性の CD22 陽性の ALL に適応あり（小児適応なし） SOS/VOD のハイリスク
ブリナツモマブ □ビーリンサイト® □（　　　　）	―		サイトカイン放出症候群，けいれん，脳症，TLS，感染症 ／ 再発または難治性の B 細胞性 ALL に適応あり 28 日間持続点滴のため，専用の持続点滴ルートが必要 生ワクチンの併用注意
ブレンツキシマブベドチン □アドセトリス® □（　　　　）	―		末梢神経障害，進行性多巣性白質脳症，骨髄抑制，TLS，急性膵炎，肝障害 ／ CD30 陽性ホジキンリンパ腫，再発または難治性の ALCL に適応あり ブレオマイシンとの併用禁忌

＊：infusion reaction 軽減のため，30 分前に抗ヒスタミン薬，解熱鎮痛薬の投与を行う．また副腎皮質ホルモンの前投与も検討する

SOS/VOD：肝類洞閉塞症候群／肝中心静脈閉塞症

AML: 急性骨髄性白血病，ALL: 急性リンパ性白血病，ALCL: 未分化大細胞リンパ腫

（JACLS 支持療法小委員会作成）

一般名	略語	特徴的な副作用	その他(特徴, 注意点など)
L-アスパラギナーゼ □ロイナーゼ® □(　　　　)	L-ASP	過敏反応, 急性膵炎, 凝固異常, 低蛋白血症, 高アンモニア血症, 耐糖能異常など*	筋肉内投与時は, 蒸留水または5%ブドウ液で溶解すること. 生食で溶解すると白濁することがある 1%キシロカインを混注すると痛みが軽減する
アクチノマイシンD □コスメゲン® □(　　　　)	ACT-D ACD	SOS/VOD 中毒性表皮壊死融解症 壊死性抗がん薬	生食で溶解すると白濁する
トレチノイン □ベサノイド® □(　　　　)	ATRA	レチノイン酸症候群(発熱, 呼吸困難, 胸水貯留, 肺浸潤など), 頭蓋内圧亢進症状(頭痛, 嘔吐), 白血球増多症 催奇形作用, 高TG血症	レチノイン酸症候群発症時は治療を中止し, ステロイドを投与する 妊婦または妊娠している可能性がある女性には禁忌
三酸化ヒ素 □トリセノックス® □(　　　　)	ATO	APL分化症候群, 白血球増多, 汎血球減少, 心電図完全房室ブロック, 心電図QT延長, 催奇形作用	再発または難治の急性前骨髄性白血病に適応あり 妊婦または妊娠している可能性がある女性には禁忌

＊:「各論X L-アスパラギナーゼ(L-ASP)関連合併症」(→ p.94)参照.
SOS/VOD：肝類洞閉塞症候群／肝中心静脈閉塞症
(JACLS支持療法小委員会作成)

MEMO

Column 有害事象共通用語規準（CTCAE）

　有害事象共通用語規準（Common Terminology Criteria for Adverse Events：CTCAE）は，薬物治療における有害事象の重症度の規準を症候別，臓器別，臨床検査データ別に示したもので，化学療法による有害事象の評価規準として広く用いられている．死亡を含めて5段階（grade 1 ～ 5，grade が高いほど重症）に分類されている．薬剤投与量の変更・中止規準としても，現在わが国で行われているほとんどすべての臨床試験で採用されている．

　原則的に，CTCAE が grade 4 の有害事象（ネララビンの神経障害では grade 2 など例外あり）となった場合は，化学療法が中断となる．

　日本臨床腫瘍研究グループ（Japan Clinical Oncology Group：JCOG）のホームページでは，最新版（ver.5.0）の日本語訳要約版が pdf でダウンロードできるのでご参照いただきたい．

・JCOG ホームページ　http://www.jcog.jp/doctor/tool/ctcaev5.html

[山本雅樹]

IV 輸血・アルブミン製剤

1 ポイント

- 血液製剤は免疫反応や感染症などの副作用が生じる危険性があり，時に致命的となる．投与の際は十分な説明の元に同意を得るとともに，各施設のマニュアルに基づく丁寧な患者観察を行う．
- 血液製剤は，人体の一部かつ有限で貴重な資源である血液由来である．適正な使用を心がける．
- 赤血球液(red blood cells：RBC)，濃厚血小板(platelet concentrates：PC)，新鮮凍結血漿(fresh frozen plasma：FFP)ともに開始 15 分間は 1 mL/kg/ 時，以後は 4 ～ 5 mL/kg/ 時の速度で行う．
- 他製剤との混注を避ける．化学療法中の水分負荷時は生理食塩水を並行投与する．
- 白血球除去が現在すべての輸血用血液製剤に実施されており，抗体陰性血と同等のサイトメガロウイルス(cytomegalovirus：CMV)感染予防効果があるとされる．

2 赤血球液(RBC)

- 照射赤血球液 -LR(leukocytes reduced)「日赤」(1 単位 140 mL，2 単位 280 mL)には 1 単位あたり Hb が 28 g 含まれる．
- トリガー値：造血不全で Hb 6 ～ 7 g/dL，化学療法・移植後・周術期で Hb 7 ～ 8 g/dL がめやす．急速な貧血の進行時，発熱時や心疾患などの酸素需要増大時，息切れなどの自覚症状のあるときなどは，高めに設定する．
- 投与量のめやすは 10 mL/kg/ 回．
- 重度貧血の場合，3 mL/kg/ 時で目標量まで持続投与する[1]．
- 予測 Hb 上昇濃度(g/dL)＝ 投与単位数(単位)× 40 ÷ 体重(kg)

3 ▶ 濃厚血小板（PC）

- ●照射濃厚血小板「日赤」（5単位100 mL，10単位200 mL，15単位250 mL，20単位250 mL）には1単位あたり$2 \sim 4 \times 10^9$個の血小板と液量相当の凝固因子が含まれる．
- ●ガイドライン等における血小板輸血のトリガー値は**解説**参照（表）[2]．血小板数の減少予測に基づく投与も許容される．患者状態や医療環境に即し臨機応変に対応する．
- ●投与量のめやすは0.4単位/kg/回．
- ●予測血小板増加数（万/μL）
  ＝投与単位数（単位）× 20 ÷ 体重（kg）
- ●PPI（percentage platelet increment）を使って血小板輸血不応の判定，原因推測が可能[3][4]．**解説**参照．

📖 解 説

表　血小板輸血トリガー値

状　況	トリガー値
圧迫止血が可能な骨髄検査（生検を含む）	一般に輸血不要
再生不良性貧血などの慢性造血不全	5,000/μL
小児がん治療や移植に伴う血小板減少時，抜歯などの局所の止血が容易な手技	1万/μL
中心静脈カテーテル挿入，凝固異常，発熱，感染症	2万/μL
治療前の急性前骨髄球性白血病（APL）	$2 \sim 5$万/μL
腰椎穿刺などの処置，一般手術，重篤な活動性出血（網膜，中枢神経，肺，消化管など）	5万/μL
局所での止血が困難な特殊な領域（頭蓋内など）での手術	$7 \sim 10$万/μL

（厚生労働省医薬・生活衛生局：血液製剤の使用指針，2017年3月より）

PPIを用いた血小板輸血不応の判定，原因推測

- ●PPI（%）
  ＝実際の血小板増加数（万/μL）÷予測血小板増加数（万/μL）× 100
- ●輸血終了24時間後のPPIが17%未満のとき，血小板輸血不応とみなす．
- ●輸血終了1時間後のPPIが30%未満のとき，免疫学的機序を疑う．多くは抗HLA（human leukocyte antigen）抗体が原因だが，一部は抗HPA（human platelet antigen）抗体が原因．日本赤十字社に検査を依頼し，対応する抗原をもたない製剤を依頼する．
- ●上記以外のときは非免疫学的機序（発熱，感染症，脾腫大，播種性血管内凝固症候群〈DIC〉，免疫複合体など）を疑う．

4 新鮮凍結血漿(FFP)

- 新鮮凍結血漿 -LR「日赤」(1 単位 120 mL, 2 単位 240 mL) には理論上 1 mL あたり 1 単位(活性 100 %)の各種凝固因子が含まれる[5]. ただし, 凝固因子によって血中回収率が異なる[6].
- 適応は, 複合的凝固因子欠乏(大量輸血, 肝不全, 播種性血管内凝固症候群〈DIC〉), 濃縮製剤のない凝固因子(ADAMTS13, 第 V 因子, 第 XI 因子など)の補充に限られる.
- 投与のめやすは, PT の INR2.0 以上または 30 % 以下, APTT が基準の上限の 2 倍以上または 25 % 以下のとき.
- 投与量のめやすは 10 mL/kg/ 回. これで各凝固因子を 25 % 程度上昇させ, 最小限の生理的な止血効果を期待できる.
- 1 単位あたり約 0.8 g の塩化ナトリウムが含まれる.
- L- アスパラギナーゼ投与時の凝固因子欠乏について, FFP 補充は推奨されない[7].

5 アルブミン製剤

- 等張アルブミン(5 w/v%), 高張アルブミン(20 w/v% および 25 w/v%)を使用.
- トリガー値は 2.0 〜 3.0 g/dL とされるが, 明確な根拠はない. アルブミン製剤の目的は, 単なるアルブミン値の上昇ではなく, 組織間液の血管内への移行による循環血液量の確保と浮腫の改善である.
- 低アルブミン血症で利尿薬が効かないとき, 高張アルブミン 0.5 g/kg を 1 時間で投与直後にフロセミド 2 mg/kg を投与する[8].
- 投与されたアルブミンは 4 〜 7 日で血管外に拡散する.
- アルブミン期待上昇濃度(g/dL)
  = 投与アルブミン量(g)÷ 体重(kg)

6 輸血の副作用

- 溶血性副作用：赤血球不適合により輸血開始数分から数時間以内に発生する．悪寒，発熱，ヘモグロビン尿，血圧低下，DIC を起こす．直ちに輸血を中止し，細胞外液輸液，利尿薬投与を行う．
- 蕁麻疹：輸血の 1 ～ 3 ％ に認める．血小板製剤で起こりやすい．輸血を中断し，抗ヒスタミン薬，ステロイドを投与する．症状改善後，輸血速度を下げて再開可能．
- アナフィラキシー：直ちに輸血を中止してアドレナリン筋注を行う．抗ヒスタミン薬，ステロイドの投与を行う．
- 輸血時のアレルギー症状を頻回に合併する患者では，輸血開始前の抗ヒスタミン薬投与や洗浄赤血球製剤・洗浄血小板製剤の使用を検討する．
- 細菌感染症：製剤の適切な保管管理および色調などの外観の確認を行う．
- 鉄過剰症：反復される赤血球輸血により鉄過剰が起こり，肝臓，心臓，膵 β 細胞などが障害される．100 mL/ 体重(kg) 以上の赤血球濃厚液輸血，2 か月以上の血清フェリチン値 >1,000 ng/mL が治療開始基準．治療は鉄キレート剤投与を行う[9]．
- 感染症：個別 NAT の導入などの結果，輸血による遅発型感染症(HBV，HCV，HIV，HTLV-1)は極めてまれとなった．輸血後感染症検査は必須ではない．免疫抑制患者や疑診例には，輸血後 3 か月以降に検査を検討する[10]．

TRALI(transfusion-related acute lung injury)は，輸血によって生じる急性呼吸窮迫症候群(ARDS)である．輸血後6時間以内に肺水腫，呼吸困難，低酸素血症，血圧低下，発熱などをきたす．5,000輸血に1回の頻度でみられる．治療はARDSに準じステロイド投与，呼吸循環管理などを行う．

TACO(transfusion associated circulatory overload)は，輸血に伴う循環負荷による心不全である．輸血後6時間以内に呼吸困難，低酸素血症，心拡大，肺うっ血，血圧上昇などをきたす．脳性ナトリウム利尿ペプチド(BNP)の上昇が診断の補助になる．5,000～10,000輸血に1回の頻度でみられる．予防として輸血速度調整を行い，治療は体位変換(起座位)，酸素投与，利尿薬投与を行う．

文　献

1) Olgun H, et al.：J Pediatr Hematol Oncol 2009；31：843-846.
2) 厚生労働省医薬・生活衛生局：血液製剤の使用指針．2017年3月．
3) Jaime-Pérez JC, et al.：Am J Clin Pathol 2018；150：267-272.
4) Hod E, et al.：Br J Haematol 2008；142：348-360.
5) 高松純樹：日本血栓止血学会誌 2009；20：498-500.
6) 高田昇：日本内科学会雑誌 2004；93：1315-1322.
7) Abbott LS, et al.：Blood 2009；114：5146-5151.
8) Duffy M, et al.：Cells 2015；4：622-630.
9) 医薬品・医療機器等レギュラトリーサイエンス総合研究事業日本輸血・細胞治療学会輸血療法委員会 厚生労働科学研究：輸血副作用対応ガイド Version1.0．2011；25：30-31.
10) 日本輸血・細胞治療学会：輸血後感染症検査実施症例の選択について．2020.

参考文献

・日本小児血液・がん学会：小児血液・腫瘍学．診断と治療社，2015.

[鈴木　資]

V　食事の管理

1　感染対策としての食事の管理

- 患者の状態と食品の殺菌・保存状態に基づいた食事管理を行う.
- 2020年6月から，食品衛生法一部改正により食品等事業者に HACCP（Hazard Analysis and Critical Control Point）が義務づけられた.
- HACCP では，製造過程の温度管理や殺菌・保存について食品ごとに詳細に規定された.
- 小規模経営の事業者（家族経営，個人経営など）には HACCP の義務がないため，個別の対応が必要.
- HACCP 基準に沿って食品を区分した（図1, 表2）.

📖 解 説

a. 食中毒菌の種類と特徴（表1）

表1　免疫抑制時に注意する食中毒の原因菌

菌の種類	特 徴
ボツリヌス菌	芽胞・毒素型. 強力な神経毒産生. はちみつは乳児ボツリヌス症の危険あり. 芽胞で最も熱に強い. 120℃，4分以上加熱で死滅
セレウス菌	芽胞・毒素型. 免疫不全時に致死的感染. 120℃，4分以上加熱で死滅
ウェルシュ菌*	芽胞・毒素型. 食中毒の原因菌. ガス壊疽菌
リステリア菌	低温で発育. 食塩耐性. 敗血症や脳髄膜炎で致死的. 生野菜，乳製品で感染
黄色ブドウ球菌*	毒素型. おにぎりなどで発症する. 菌を増やさない
大腸菌*	ウシの腸管で保菌される. 75℃，1分以上加熱で死滅. 菌を増やさない
サルモネラ*	ペット，肉とその加工品，魚介類，鶏卵で感染. 75℃，1分以上加熱で死滅
腸炎ビブリオ*	食塩耐性. 魚介類，マッシュポテト，ローストチキンなどで感染. 53℃，2.8〜4.0分加熱で死滅
エルシニア	低温で発育. 生水や豚肉で感染. 75℃，1分以上加熱で死滅
緑膿菌	毒素型. 水，土壌，温泉などに生息. エンドトキシンにより致死的経過あり
レジオネラ菌	水・土壌・温泉などに生息. 温水タンク，加湿器，ミルク保温器などで感染
カンピロバクター*	豚肉，鶏肉，牛肉で感染. 65℃，1分以上加熱で死滅
クロストリディオイデス（クロストリジウム）・ディフィシル	芽胞，毒素型. 感染すると偽膜性大腸炎を発症

*：食中毒の報告が多い

（参考：発酵食品について）

乳酸桿菌・乳酸菌：チーズやヨーグルトの製造に用いられる. ヒトや動物に病原性はない

枯草菌（*Bacillus* 属）：納豆菌は枯草菌の一種. ヒトや動物に病原性はない. 工場生産品は菌植えつけのため，ほかの菌混入なし

（JACLS 支持療法小委員会作成）

b. 患者の状態（図 1）
- 好中球 500/μL 以下は易感染性あり．好中球低下の期間と程度を考慮する（D-index）．
- 造血細胞移植では，高度な免疫抑制状態が持続する（強度減弱前処置を用いた移植〈RIST〉やミニ移植では，免疫抑制は短期で軽度）．
- 免疫抑制薬・易粘膜障害などを考慮する（腸内細菌叢を整える）．
- 特定の食品を大量に摂取すると感染の確率は上昇する．
- ターミナルケアを受けている患者では，食事制限の緩和とそれによる感染リスクのバランスを考えながら，個別に対応する．

c. 食品の分類（図 1）
- 殺菌方法：熱殺菌（熱死減条件），高圧，電磁波殺菌，酸，特殊洗浄水．
- 保存と二次汚染防止：一体型工場プラント，密閉容器の開発（レトルトなど）．
- 温度管理が必要な冷蔵・冷凍食品は，管理不十分である場合には菌が増殖する．
- 患者持ち込み品は，温度管理不十分になりやすく菌増殖リスクあり．

		赤の分類	黄の分類	青の分類	白の分類
患者		高度に免疫抑制状態．体内の常在菌で感染	大量の菌や弱毒菌で感染．易感染性	食中毒を減らしたい（治療延期や中断を避ける）	一般的な食中毒あり．食事制限なし
		造血細胞移植			
			好中球 500/μL 以下		
			入院化学療法中		
					外来化学療法中
		高度の腸粘膜障害・免疫抑制剤			
レベル	殺菌	一般生菌数 10^3/g 以下 食中毒菌（−）	一般生菌数 10^3 〜 10^6/g 食中毒菌（−）	一般生菌数 10^5 〜 10^7/g 食中毒菌基準以下（＝食中毒菌あり）	食中毒菌は通常付着している（生肉，生卵，生魚）
	保存	特殊容器で密閉（二次汚染なし）	常温長期保存可能（干物，漬物，燻製除く）	温度管理が必要（冷蔵，冷凍）	温度管理が必要（冷蔵，冷凍）

食中毒菌：大腸菌・腸炎ビブリオ・リステリア菌・サルモネラ・カンピロバクターなど

図 1　患者と食品の分類
（JACLS 支持療法小委員会作成）

d. 化学療法中の食事管理基準（表2）

表2-a　特殊な容器で常温・長期保存の食品における食事管理分類表

分類	説明	食品の例	赤	黄	青	白	特記事項
ビン，缶	ビン，缶，レトルト，ブリックパック・テトラパック，「気密容器に密閉し高圧加熱殺菌」，「容器包装詰加圧加熱殺菌」，「気密容器に密閉し120℃，4分」などの表示があるボツリヌス殺菌レベル（120℃，4分）．一般生菌数 10^3/g以下．密閉容器で保存し二次汚染がない	ビン詰すべて（冷蔵保存の紙栓をつけたガラス瓶を除く），チーズケーキの缶詰，サラダの缶詰，魚の缶詰，牛肉しぐれ煮，おつまみ缶詰など	○	○	○	○	
レトルトパック，ブリックパック，テトラパック		カレー，シチュー，親子丼，サラダ，ゼリー飲料，パックソーセージ（120℃，4分），無菌充満豆腐（120℃，4分）	○	○	○	○	
「気密容器に密閉し加圧加熱殺菌」などの表示							
無菌包装米飯	高温短時間加熱（HTST，105～140℃数分加熱殺菌）し，超高温短時間加熱（UHT，150～160℃数秒加熱殺菌）を行ったあと，無菌化包装する	ごはん（レンジで調理）	○	○	○	○	
ペットボトル飲料	一般生菌数20～100/mL（無殺菌は芽胞形成嫌気性菌，腸球菌，緑膿菌，大腸菌群すべて陰性，一般生菌数20/mL以下），保存6か月後でも同様の基準	炭酸水，ミネラルウォーター，果汁入り，乳酸菌入り（常温長期保存）飲料	○	○	○	○	
牛乳LL（ロングライフ）	超高温滅菌法：135～150℃で3～5秒間加熱し滅菌する方法．滅菌処理後に無菌状態で紙容器に充填．一般生菌数 10^3/g以下	（常温長期保存可能）	○	○	○	○	

（JACLS 支持療法小委員会作成）

表2-b 常温・長期保存の食品における食事管理分類表

分類	説明	食品の例	赤	黄	青	白	特記事項
常温で長期保存可能なものすべて（ただし干物，漬物，燻製を除く）	食品衛生法で一般生菌数$10^3 \sim 10^6$/g．食中毒菌が検出されない	カップラーメン，フリーズドライ，常温長期保存のミートボールやそぼろ，はちみつを含む加工食品，ナッツ類の加工食品，アーモンド入りチョコ，ゼリー，乳酸菌飲料，煮豆（すべて常温に限る），ホイップクリーム，スナック菓子	×	○	○	○	
干物	水活性により菌の増殖を抑制している．菌，芽胞，カビの付着あり．常温長期保存だが殺菌不十分	いりこ，するめ，干しブドウ，乾燥フルーツ，魚の干物	×	×	○	○	
漬物	リステリア菌など食塩耐性菌の汚染がある．二次汚染の食中毒あり	梅干し，キムチ，浅漬け，たくあん	×	×	○	○	
燻製（非加熱食肉製品）	食品衛生法で *E. coli* が100/g以下，黄色ブドウ球菌1,000/g以下，サルモネラ陰性，リステリア菌100/g以下．常温長期保存だが殺菌不十分	ジャーキー，サラミ，スモークサーモン	×	×	○	○	
マヨネーズ（未開封・個包装）	材料に生卵を使用するがpHが低く菌の増殖を抑制できる．開封後24時間以内	（個包装）マヨネーズ（自家製のマヨネーズ・薄めたマヨネーズを混ぜたものはカンピロバクターリスクのため除く）	×	○ *1	○	○	文献1)より
海苔（焼き海苔・味付け海苔）	海苔は製造過程で280℃加熱殺菌あり．一般生菌数$10^3 \sim 10^6$/g．HACCPに基づいた製造に限る．天日干しは除く	焼き海苔，味付け海苔（大手メーカーの大量生産品）	×	○	○	○	
調味料（未開封・個包装）	HACCPに基づき加工されたフリカケ（海苔・ゴマ），調味料など	（個包装）ジャム，マーガリン，ソース，ケチャップ，醤油	×	○	○	○	

＊1：発酵食品はHACCPに基づくと殺菌後に菌を接種しているため，「黄」の基準を満たす．下痢刺激があるため，患者ごとに検討する

（JACLS支持療法小委員会作成）

表 2 - c **冷蔵保存の食品における食事管理分類表**

分 類	説 明	食品の例	赤	黄	青	白	特記事項
要冷蔵の表示がある食品	コンビニ総菜は低温高圧殺菌し，O_2，N_2，CO_2 などを充満下 MAP包装（ガス置換包装）．菌の常食速度を抑え賞味期限を延長．室温保存できない（＝菌が増殖する）	コンビニ総菜（HACCP基準は殺菌レベル「青」）	×	×	○		殺菌レベル「青」は温度管理できないと感染リスクがある
ハム（特定加熱食肉製品）	食品衛生法では63℃，30分で殺菌．$E. coli$ が100/g以下，クロストリジウム属菌1,000/g以下，黄色ブドウ球菌1,000/g以下，サルモネラ属菌陰性	ハム・ソーセージ・ベーコン	×	×	○	○	十分な加熱が必要（中心温度）．レンジで温める程度では殺菌不十分
プロセスチーズ（表示確認）	製造過程で殺菌あり．一般生菌数 10^4/g以下．大腸菌群陰性	プロセスチーズ，スライスチーズ，粉チーズ，カマンベールチーズ（包装後加熱殺菌）	×	△	○	○	使い切り個包装．期限切れのものはリステリアに注意
ナチュラルチーズ・生ハム（非加熱食肉製品）	リステリア菌100/g以下	ナチュラルチーズ，モッツァレラチーズ，カマンベールチーズ（非加熱），生ハム	×	×	○	○	外国産は殺菌不十分
牛乳（要冷蔵）（低温殺菌牛乳）	低温殺菌のため耐熱性菌や芽胞が残る	パスチャライズド牛乳	×	×	○	○	
牛乳（要冷蔵）（UHT法）	超高温瞬間殺菌（UHT法）：120 〜 150℃，1〜3秒殺菌，耐熱性胞子形成菌を死滅させる．製造から4日以内まで．その後5〜7日で菌増殖あり	現在，超高温瞬間殺菌法（UHT法）が市販の牛乳の約90％を占める	△ *2	△ *2	○	○	製造から4日以内．厳重な在庫・保存管理
生クリーム（要冷蔵）	超高温瞬間殺菌（UHT法）：120 〜 150℃，1〜3秒殺菌，耐熱性胞子形成菌を死滅させる．容器の問題で保存が短時間．10^5/g以下．大腸菌群陰性		△ *2	△ *2	○	○	牛乳同様に時間経過で菌増殖あり．厳重な在庫・保存管理

（次ページに続く）

分 類	説 明	食品の例	赤	黄	青	白	特記事項
ヨーグルト（乳酸菌製剤）	一般菌数10^3～10^6/g（殺菌後，乳酸菌のみ接種）	大手メーカーのヨーグルト	×	△ *1	○	○	菌量多く下痢のリスク
発酵食品（乳酸菌飲料）	一般生菌数3,000/g以下，大腸菌群陰性（殺菌後，乳酸菌のみ接種）	大手メーカーの乳酸菌飲料	×	△ *1	○	○	
納豆（発酵食品）	一般生菌数10^3～10^6/g（殺菌後，納豆菌のみ接種）	大手メーカーの納豆	×	△ *1	△ *1	○	
カビを含んだチーズ	殺菌不十分．乳酸桿菌など．熟成タイプは未殺菌	大手メーカーのカマンベールチーズ（包装後加熱殺菌）は除く	×	×	×	○	

△：HACCP基準で提供可能．保存や温度管理など要注意．管理不十分では菌汚染あり．施設ごとの患者指導を十分行い条件つきを推奨する

＊1：発酵食品はHACCPに基づくと殺菌後に菌を接種しているため，「黄」の基準を満たす．下痢刺激があるため，患者ごとに検討する

＊2：牛乳，クリームは殺菌レベルに達しても保存状態が悪いと急激に菌量が増えるため，厳重な管理が必要．持ち込みは推奨しない

（JACLS支持療法小委員会作成）

表2－d　冷凍食品における食事管理分類表

分 類	説 明	食品の例	赤	黄	青	白	特記事項
加熱後摂取冷凍食品（凍結直前加熱）	一般生菌数10^5/g以下，大腸菌群陰性	食べる前に殺菌レベルまで加熱必要なし	×	○	○	○	温めるだけ
加熱後摂取冷凍食品（凍結直前未加熱）	一般生菌数$3×10^6$/g以下，E. coli陰性	食べる前に殺菌レベルの加熱が必要（中心温度）	×	×	○	○	加熱不十分で食中毒発生あり
冷凍冷菓（アイス・かき氷）無加熱摂取冷凍食品	一般生菌数10^5/g以下，大腸菌群陰性	アイスクリーム，かき氷	×	○	○	○	そのまま食べる
生食用冷凍鮮魚介類	一般生菌数10^5/g，大腸菌群陰性，腸炎ビブリオ再確数100/g以下	マグロ，タイ，イカ，サーモン	×	×	△ *3	○	解凍後の二次汚染あり

△：HACCP基準で提供可能．保存や温度管理など要注意．管理不十分では菌汚染あり．施設ごとの患者指導を十分行い条件つきを推奨する

＊3：食品からの感染を十分理解したうえで生食用冷凍鮮魚介類を食べる場合は，解凍条件を守り，二次汚染のない特殊洗浄を行い直ちに摂食する

（JACLS支持療法小委員会作成）

表 2 - e **生鮮食品における食事管理分類表**

分 類	説 明	食品の例	赤	黄	青	白	特記事項
生野菜	一般生菌数 10^5 ～ 10^7/g, 大腸菌群 10^2 ～ 10^4/g	レタス, トマト, キュウリ, いも類	×	×	○	○	カット野菜, カットフルーツは二次汚染あり
生野菜(特殊洗浄装置)	特殊洗浄で一般生菌数 10^3/g 以下		△	△	○	○	病院など設備による
生フルーツ(洗浄できない)	へたがある, 毛が生えている. 表面が粗く洗浄不十分	ラズベリー, イチゴ, サクランボ, ブドウ, モモ, キウイ	×	×	○	○	自然界のカビなど感染報告あり
生フルーツ(洗浄できる)	皮が厚いもの	バナナ, リンゴ, ミカン, メロン	×	○	○	○	調理器具, 調理中の汚染に注意
生肉・生卵・生魚	腸炎ビブリオ, カンピロバクター, 大腸菌, エルシニア, リステリア菌, 黄色ブドウ球菌など	ユッケ, 馬刺し, 寿司, 刺身, 生卵, 半熟卵, 温泉卵	×	×	×	○	食中毒報告は多数
生卵製品(カスタード)	カンピロバクターの危険あり	要冷蔵のシュークリーム, エクレア	×	×	△	○	HACCPに基づくと一般生菌数 10^3 ～ 10^6/g. 自家製は危険

△：HACCP 基準で提供可能. 保存や温度管理など要注意. 管理不十分では菌汚染あり. 施設ごとの患者指導を十分行い条件つきで推奨する

（JACLS 支持療法小委員会作成）

表2-f　その他の食品における食事管理分類表

分類	説明	食品の例	赤	黄	青	白	特記事項
自宅調理品	殺菌・保存・中心温度の基準を満たさない。個々の判断・健康人に対する殺菌レベル		×	×	○	○	調理中の汚染に注意
市販の総菜・弁当	長期保存できない(要冷蔵)	サンドイッチ,おにぎり,弁当	×	×	○	○	
パン	焼いたもの(常温)180～250℃, 15～20分	メロンパン,練りこみチョコパン,ロールパン,食パン,クロワッサン	△	○	○	○	焼きたてはボツリヌス殺菌レベル。二次汚染に注意
	真ん中に具があるパン(常温)	総菜パン,クリームパン,アンパン,ソーセージパン	×	△	○	○	大手メーカーは中心温度測定あり。自家製は危険あり
	焼いたあとに加工したパン	ホイップパン,サンドイッチ	×	×	○	○	二次汚染リスクあり
小規模経営(洋菓子屋,パン屋,和菓子屋,レストランなど)で販売されている食品	小規模経営者は,「HACCPの考え方をとりいれる」(義務ではない),大規模経営者はHACCP義務化		×	△	○	○	個別判断
ファストフードチェーン店,ファミレスで提供される食事	調理作成時はHACCPに基づくが,野菜・調味料では調理後汚染リスクあり。揚げ物など品による。保存状態・二次汚染に注意	ハンバーガー,ドーナツ,チキン,サラダ,ピザ,揚げ物	×	△	○	○	生鮮品の二次汚染に注意。保存状態と時間による
病院食	調理後すぐ提供可。HACCPに基づく各種殺菌可能	病院食「大量調理施設衛生管理マニュアル」に沿って加熱食,無菌食提供	△	○	○	○	ボツリヌス殺菌,洗浄可能

△：HACCP基準で提供可能。保存や温度管理など要注意。管理不十分では菌汚染あり。施設ごとの患者指導を十分行い条件つきを推奨する

(JACLS支持療法小委員会作成)

e. ベッドサイドで判断するためのフローチャート（図2）

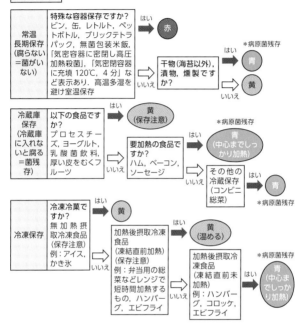

図2 ベッドサイドで判断するためのフローチャート
（JACLS 支持療法小委員会作成）

2 栄養としての食事の管理

- 化学療法中のカロリー・蛋白質の摂取率は低下する(クワシオルコルが多い).
- 個別栄養指導で必要量を説明する. 不足分を経口補助食品や中心静脈栄養(total parenteral nutrition:TPN)で補う.
- 食事量調査, 定期的な栄養評価, 栄養サポートチーム(nutrition support team:NST)の介入を行う.
- 血液検査(pre Alb, レチノール結合蛋白, トランスフェリン), 筋肉量測定, 成長曲線の記録.
- 水溶性ビタミン欠乏, 亜鉛欠乏, ビタミン D 欠乏, まれに鉄欠乏を認める.
- 必要なカロリー・蛋白質は「日本人の食事摂取基準」(厚生労働省)を参照.

文 献

1) 暮らし科学研究所:マヨネーズの抗菌性について
   http://www.kurashikagaku.co.jp/report/index21.html

参考文献

・厚生労働省:食中毒, 食品
  https://www.mhlw.go.jp/stf/seisakunitsuite/bunya/kenkou_iryou/shokuhin
・厚生労働省:HACCP の考え方をとり入れた衛生管理のための手順書
  https://www.mhlw.go.jp/stf/seisakunitsuite/bunya/0000179028_00003.html
・大阪検疫所食品監視課
  https://www.forth.go.jp/keneki/osaka/syokuhin-kanshi/index.html
・菅沼理江, 他:静脈経腸栄養 2011;26:1277-1284.

[三木瑞香]

生活基準のめやす

	同種移植後	外来化学療法中	化学療法終了
予防接種	不活化ワクチン：移植後6〜12か月 生ワクチン：移植後24か月後 慢性 GVHD の増悪がない 輸血・ガンマグロブリン製剤投与後3か月 大量ガンマグロブリン・抗CD20抗体投与後6か月	原則として行わない インフルエンザ濃厚接触時は，抗インフルエンザ薬の予防投与(自費)	治療終了後3〜6か月 (免疫回復後)
通学通園	移植後3〜6か月 (ただし免疫抑制薬投与中は注意)	退院後2〜4週以降 感染対策を行い登校	制限なし
運動	軽い運動：移植後2〜3か月 激しい運動：移植後6か月	通学後は体力にあわせて運動制限を解除(万歩計・階段昇降を参考に)	制限なし
水泳	移植後6〜12か月 (ただし免疫抑制薬投与中は注意)	退院後3〜6か月	制限なし
旅行・人混み	移植後6か月 (ただし免疫抑制薬投与中は注意)	退院後3〜6か月	制限なし
ST 合剤	移植後6〜12か月 (ただし免疫抑制薬投与終了後6か月)	投与する	投与しない
抗真菌薬	移植後3か月 (ただし免疫抑制薬投与中は継続)	投与しない	投与しない
肉魚の生食	移植後6か月 (ただし免疫抑制薬投与中は注意)	好中球減少時，ステロイド投与時には制限あり	制限なし
ペットの飼育	手洗いの励行 (ただし免疫抑制薬投与中は注意)	手洗いの励行	制限なし

(JACLS 支持療法小委員会作成)

解説

- 感染対策の基本は手洗い・うがい・マスク．食事前，トイレのあと，土いじりのあと，動物に触れたあと，帰宅後，食事準備時に手洗いを行う．毎食後と就寝前に歯磨きを行う．

- 予防接種はリンパ球数，CD4/8 > 1，CD4 陽性細胞数 500 / μL 以上，免疫グロブリン値，PHA などを参考にする．
- 化学療法中に水痘患者に接触した場合，未感染の児はガンマグロブリン製剤（400 mg/kg）の投与を 72 時間以内に，またはアシクロビルの予防内服（40 〜 80 mg/kg/ 日 × 7 〜 14 日，保険適応外）を行う．
- 食事の制限は，免疫抑制剤終了時まで細菌混入の少ない食事が推奨される．
- 動物は病原微生物を有する可能性があり，触れた後には手洗いを励行し，糞尿に触れないようにする．また，咬傷やひっかき傷を生じないように指導する．
- 化学療法中は薬剤による日光過敏（メトトレキサート，ST 合剤）の可能性がある．長時間の日光暴露を避けるため，洋服や日焼け止めなどで日焼け予防を行う．真夏の炎天下での海水浴や屋外プールは控えるよう指導する．
- 1 日 3,000 歩で通学通園，1 日 5,000 歩で体育参加がめやす．疲労が蓄積しないことが条件．
- けがを防止する目的で，体育は試合形式を除く練習から参加する．
- プールはクリプトスポリジウムに汚染されている可能性がある点に留意する．
- 退院後支援として造血細胞移植後の患者と同様に，フォローアップ体制づくりと，心理面・教育・就労などのサポートや社会資源の活用といった支援が必要である．

参考文献

- 梅田雄嗣，他：日小血会誌 2008；22：340-346.
- 日本造血細胞移植学会：造血細胞移植ガイドライン 予防接種．第 3 版，2018.
- Kanda Y, et al.：Bone Marrow Transplant 2001；28：689-692.
- 森内浩幸：小児感染免疫 2010；22：181-186.

［三木瑞香］

各論
各種合併症に対する支持療法

各論

I 感染症の予防と治療

1 定 義

　本マニュアルでは，感染症予防と治療に関して，以下の定義を使用する.

STEP 1：好中球減少時(好中球 500 /μL 未満，または 1,000 /μL 未満で 48 時間以内に 500 /μL 未満に減少すると予想される状態)

STEP 2：発熱性好中球減少症(febrile neutropenia：FN)(好中球減少下で腋窩温にて 38.0℃以上の発熱を認めた場合).

STEP 3：STEP2 の治療でも 48 時間以内に解熱傾向を認めず，血行動態不安定など全身状態が不良な場合.

STEP 4：STEP2 や STEP3 の治療でも 4〜7 日以内に解熱傾向を認めない場合.

2 ポイント

● 各医療機関における，各菌種に対する薬剤感受性を考慮し，抗菌薬を選択すること.

● 病棟での耐性菌の出現を防ぐため，有効薬剤の範囲で，定期的に使用薬剤を変更することが望ましい.

● 起因菌の多くは常在菌であり，血液培養からグラム陽性菌等が検出された場合も，コンタミネーションと思わないこと.

● 起因菌が同定されなくても，STEP ごとに起因菌を想定しながら，抗菌薬や抗真菌薬を選択すること.

● β-D- グルカンは陽性なら真菌感染が強く疑われるが，偽陰性が非常に多く，陰性であっても真菌感染を否定しないこと.

3 好中球減少時の治療の流れ(図)

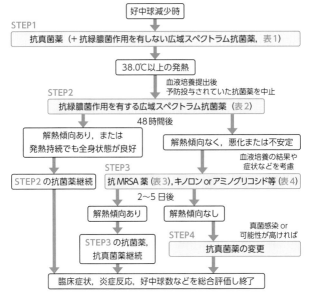

図 好中球減少時治療のフローチャート

MRSA:methicllin-resistant *Staphylococcus aureus*
(JACLS 支持療法小委員会作成)

4 STEP1 〈好中球減少時〉

- リスク評価:100/μL 未満の好中球減少, 高度な粘膜障害などは高リスク.
- 抗菌薬予防投与:表 1 参照.
- 抗真菌薬予防投与:フルコナゾール(FLCZ), ミカファンギン(MCFG), イトラコナゾール(ITCZ), ボリコナゾール(VRCZ)のいずれかを選択する.
- 環境整備:施設の治療環境に応じて行う.
- その他:浣腸, 坐薬の使用は禁忌.
- 38 ℃以上の発熱を認めた場合:→ STEP2 へ.

🔖 解 説

- 好中球減少(100/μL 未満)の持続期間が 7 日間を超えると予想さ

れる，臨床的に不安定，併存疾患がある場合等が，感染症を発症
するリスクが高い．ほかに，高度の口内炎，下痢などの消化器粘
膜病変の有無，中心静脈カテーテル留置の有無，過去の FN，重
症度なども考慮すること．

- ●予防投与として明確なエビデンスを有する抗菌薬は，高リスクに
おけるフルオロキノロン系のみであり，小児科領域において推奨
される抗菌薬はみられない．抗菌薬の予防投与を行うか否かは，
各施設の状況(24 時間 FN に対して適切な対応が可能か等)や，
各症例のリスクに応じて判断すること．予防投与を行う場合は，
抗緑膿菌作用を有しない広域セフェムまたはペニシリン系(表
1)の単剤投与を考慮する．

- ●FLCZ 内服が困難な場合は，ホスフルコナゾール(F-FLCZ)の使用
を考慮する．また敷地内で工事が行われている場合や，過去にア
スペルギルス感染の既往があるなど，アスペルギルス感染のリス
クが高い場合は，MCFG などアスペルギルスに有効な抗真菌薬
の予防投与も考慮する．AYA 世代(成人)はポサコナゾール
(PSCZ)も使用可能．各抗真菌薬の適応や用量用法などについて
は，本論の「8　抗菌薬以外の感染症関連薬剤」(→ p.49)参照．

- ●手指消毒を徹底し，排便，排尿後の局所の清拭，シャワー浴など
による皮膚の清潔保持に心がける．また，口腔内の清潔保持も重
要であり，うがい，歯磨きのみでなく，可能な施設では口腔外科
等の介入による口腔ケアも検討する．

- ●施設の治療環境に応じて，簡易無菌装置の設置なども考慮する．

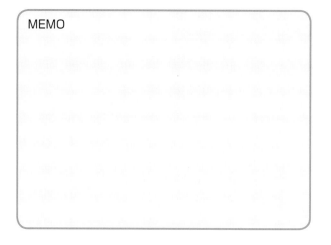

MEMO

表1　好中球減少時の予防投与として使用される抗菌薬
　　　（抗緑膿菌作用を有しない）

一般名	略語	1日小児療法 （難治例上限）	1日成人用量 （難治例上限）	特徴	副作用 その他
ピペラシリン （　　　）	PIPC	50～125 mg/kg （300 mg/kgまで）	2～4 g （16 gまで）	グラム陽性菌 に強い	グラム陰性 菌にも有効
アンピシリン （　　　）	ABPC	100～200 mg/kg （400 mg/kgまで）	1～4 g		
セフォチアム （　　　）	CTM	40～80 mg/kg （160 mg/kgまで）	0.5～2 g （4 gまで）	グラム陽性菌 には第1世代 より劣るが、 MRSA/MRSE 以外のブドウ 球菌には有 効。併用で MRSAにも有 効なことがあ る	
セフメタゾール （　　　）	CMZ	25～100 mg/kg （150 mg/kgまで）	1～2 g （4 gまで）		
フロモキセフ （　　　）	FMOX	60～80 mg/kg （150 mg/kgまで）	1～2 g （4 gまで）		
セフォタキシム （　　　）	CTX	50～100 mg （150 mg/kgまで）	1～2 g （4 gまで）		
セフトリアキソン （　　　）	CTRX	20～60 mg/kg （120 mg/kgまで）	1～2 g （4 gまで）		1日1回 投与が可能

用法用量，適応などの詳細に関しては，添付文章を確認すること．
MRSE：methicillin-resistant *Staphylococcus epidermidis*
（JACLS 支持療法小委員会作成）

5 STEP 2〈FN：好中球減少下で 38.0℃以上の発熱を認めた場合〉

- 直ちに血液培養を提出し，empirical therapy を開始する（緊急対応！）．
- empirical therapy：抗緑膿菌作用を有した広域抗菌薬（表2）を開始する．
- 問診：症状の有無を確認する．
- 診察：バイタルの確認，カテーテル挿入部位，陰部などの観察も含めた診察を行う．
- 追加検査：末梢血，生化学，凝固機能，尿検査を行う．必要に応じて，胸部単純 X 線（呼吸障害あれば胸部 CT も考慮），β-D-グルカンなども行う．
- 48 時間以内に解熱傾向を認めず，全身状態が不良な場合：STEP 3 へ．

🏵 解説

- 敗血症性ショックの合併に注意する（「各論 Ⅲ　敗血症性ショック（septic shock）」〈→ p.59〉参照）．
- 血液培養は，異なる場所から 2 セット採取すると検出率が上がる．また，検出率は検体採取量にも依存するため，検体採取量に

も注意する．血液以外の培養は，症状，徴候により感染を疑われる部位がある場合に行う．

- empirical therapy に使用する抗菌薬は，過去の培養結果，院内の耐性状況も参考にして決定する．投与量については，添付文書等で規定された範囲内で，初期から多めの量を使用する．予防的抗菌薬を使用していた場合は中止する．予防的抗真菌薬は継続する．

- MRSA 等の耐性グラム陽性菌感染が強く疑われる場合(血行動態不安定，重症敗血症，皮膚・軟部組織感染，過去の重症グラム陽性菌感染など)は，バンコマイシン(VCM)やテイコプラニン(TEIC)の使用も考慮する．

- 嘔吐を伴う場合はセレウス菌敗血症の可能性も考慮し，カルバペネム系と抗 MRSA 薬(VCM，TEIC)の併用も考慮する．

- 高リスク因子(好中球 100 / μL 未満が持続すると予想される，原疾患コントロール不良，肺炎，低血圧，多臓器不全)を有する場合は，G-CSF 製剤の使用も考慮する．

- 血液培養等で病原体が判明した場合は，感受性なども考慮し治療の再考を行う．

- 48 時間以内に解熱傾向を認めれば，治療を継続する．

- 炎症反応の陰性化，好中球 500 / μL 以上への回復を待ってから治療を中止する．

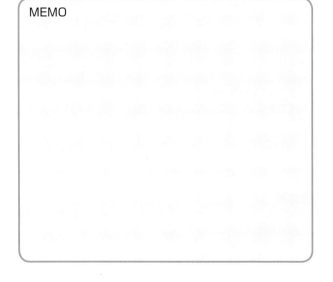

MEMO

表2 FN の empirical therapy に使用される抗菌薬（抗緑膿菌作用を有する）

一般名	略語	1日小児用量 （難治例上限）	1日成人用量 （難治例上限）	特徴	副作用・その他
セフタジジム （　　）	CAZ	40～100 mg/kg （150 mg/kgまで）	1～2 g （4 gまで）	第3世代セフェムに比較しグラム陰性菌に対するスペクトラムは広く，グラム陽性菌にもある程度の効果が期待できる	
セフォゾプラン （　　）	CZOP	40～80 mg/kg （200 mg/kgまで）	1～2 g （4 gまで）		FN適応あり
セフェピム （　　）	CFPM	小児適応なし	1～2 g （4 gまで）		FN適応あり
メロペネム （　　）	MEPM	30～60 mg/kg （120 mg/kgまで）	0.5～1 g （3 gまで）	E.faecalis には有効なことが多いが，E.faecium には無効，E.avium にも耐性株がある．S.maltophiria には無効，B.cepacia にも一部耐性．上記以外のグラム陽性，陰性菌，嫌気性菌に抗菌力を示すが，耐性緑膿菌が増加しつつある．単剤ではMRSAに対する抗菌力は弱い	FN適応あり
パニペネム （　　）	PAPM/ BP	30～60 mg/kg （100 mg/kgまで）	1 g （2 gまで）		
イミペネム・ シラスタチン （　　）	IPM/ CS	30～80 mg/kg （100 mg/kgまで）	0.5～1 g （2 gまで）		けいれん誘発の副作用あり
ドリペネム （　　）	DRPM	60 mg/kg （120 mg/kgまで）	0.5～0.75 g （3 gまで）		
タゾバクタム・ ピペラシリン （　　）	TAZ/ PIPC	225～ 360 mg/kg	9～18 g	ESBL産生の耐性グラム陰性桿菌にも有効	FN適応あり

用法用量，適応などの詳細に関しては，添付文書を確認すること．
ESBL：extended-spectrum β-lactamase
（JACLS 支持療法小委員会作成）

6 STEP 3〈STEP2 の治療でも 48 時間以内に解熱傾向を認めず，全身状態が不良な場合〉

- 血液培養などの検査結果を確認する．
- 問診・診察・バイタルチェック（継続して）を行う．
- カテーテル感染の可能性はないか確認する．
- 追加検査：真菌関連（β-D-グルカン，カンジダマンナン抗原，アスペルギルス GM 抗原，胸部 CT，腹部エコー），血液培養の反復，感染疑い部位の培養．
- 起因菌は，MRSA 等の耐性グラム陽性菌，耐性緑膿菌，真菌等の可能性が高い．過去に感染の既往があれば同一起因菌の可能性も検討する．
- VCM または TEIC 追加を検討する：表3参照．
- STEP 2～3 の治療でも 4～7 日以内に解熱傾向を認めない：STEP 4 へ．

🏥 解説

- 完全には解熱していなくても, 悪化傾向がなく, 安定した全身状態の場合は, 必ずしも抗菌薬の変更や追加をする必要はない.
- 血液培養等の結果, 施設での細菌の感受性の状況等を加味して抗菌薬を選択する.
- 寛解導入相は, 真菌症のなかではカンジダ感染が多い.
- 感受性のある抗菌薬を十分量投与しても解熱しない, カテーテルをフラッシュした直後に高熱が出る等の場合は, カテーテル感染を疑う(「各論 IX 中心静脈カテーテル(CVC)の合併症」〈→ p.87〉参照).
- 血液培養にてグラム陰性菌が検出された場合や, 陰部周辺の感染の場合は, 緑膿菌が多く, 陰部感染合併のときは, カルバペネム耐性緑膿菌の可能性も考え, シプロフロキサシン(CPFX)やアミノグリコシド系の使用も考慮する(表4).
- 抗真菌薬が投与されていない場合は, FLCZ, F-FLCZ, MCFG 等の投与を考慮する. 積極的に真菌感染を疑う場合は, 疑う真菌や状況に応じて抗菌薬を選択する(本論「8 抗菌薬以外の感染症関連薬剤」〈→ p.49〉参照).
- 48 時間以内に解熱傾向を認めれば治療を継続し, 炎症反応の陰性化, 好中球 500 / μ L 以上の回復を待って中止する.
- 真菌感染が疑われる場合は, 血液検査上の炎症所見だけでなく, 画像所見, β-D- グルカン等の推移も含めて中止時期を判断する.

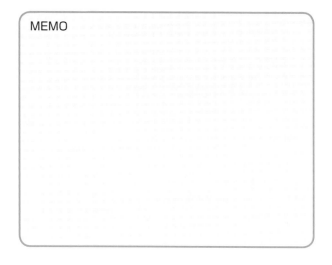

MEMO

表3 MRSA等の耐性グラム陽性菌感染が疑われる場合に使用される抗菌薬

一般名	略語	1日小児用量 （難治例上限）	1日成人用量 （難治例上限）	特徴	副作用・その他
バンコマイシン （　　　）	VCM	40 mg/kg （トラフ10～ 20 μg/mL）	2 g	グラム陽性菌にのみ有効（MRSA，MRCNS，PRSPに適応あり） FNに適応あり（MRSAまたはMRCNS感染を疑う）	腎毒性，聴器毒性が強いので使用はできるだけ短期間にとどめ，アミノグリコシド，L-AMB，フロセミド，シクロスポリン，プラチナ系抗がん薬等との併用に注意するまたTDMに基づいた投与量の調節を行う
テイコプラニン （　　　）	TEIC	初日 10 mg/kg （12時間ごと3回） 以後 6～10 mg/kg （トラフ10～ 20 μg/mL）	初日 400または 800 mg 以後 200または 400 mg	グラム陽性菌にのみ有効（MRSAのみ適応）	
リネゾリド （　　　）	LDZ	12歳未満 30 mg/kg	12歳以上 1,200 mg	MRSA，VREにのみ適応あり．VCM，TEICと比較し，肺，骨髄，筋肉，髄液などへの組織移行性が高く，膿瘍形成した場合にも有効	長期投与で血小板減少が高頻度に発生
ダプトマイシン （　　　）	DAP	菌血症 1～6歳：12 mg/kg 7～11歳：9 mg/kg 12～17歳：7 mg/kg （小児は国内未承認）	6 mg/kg	30分間の点滴静注のほか，緩徐に静脈内注射も可能．肺炎に適応がない．皮膚や骨への組織移行は良好	腎機能障害がある患者では腎機能を頻回にモニタリング 骨格筋への影響が知られているため，週1回以上のCPKのモニタリング

用法用量，適応などの詳細に関しては，添付文書を確認すること．
MRCNS：methicillin-resistant coagulase negative *Staphylococci*
PRSP：penicillin-resistant *Streptococcus pneumoniae*
VRE：vancomycin-resistant *Enterococci*
（JACLS支持療法小委員会作成）

表4 緑膿菌等のグラム陰性菌の難治性感染症が疑われる場合に使用される抗菌薬

一般名	略語	1日小児用量 (難治例上限)	1日成人用量 (難治例上限)	特徴	副作用・その他
ゲンタマイシン (　　　)	GM	4〜7.5 mg/kg (トラフ<2 μg/mL)	3 mg/kg (5 mg/kg まで)	黄色ブドウ球菌やグラム陰性桿菌(特に緑膿菌)に有効でβ-ラクタム剤やCLDM等と併用される	副作用で聴力毒性,腎毒性が強いVCM, L-AMB,フロセミド等と併用しない
アミカシン (　　　)	AMK	4〜8 mg/kg (トラフ<5 μg/mL)	200〜400 mg	ESBL産生菌,メタロβラクタマーゼ産生緑膿菌(セフェム,カルバペネムが無効)にも有効	またGM, AMK,ABKはTDMに基づいた投与量の調節を行う
アルベカシン (　　　)	ABK	4〜6 mg/kg (トラフ<2 μg/mL)	150〜200 mg		
シプロフロキサシン (　　　)	CPFX	小児適応なし	600 mg	緑膿菌等のグラム陰性桿菌と一部のグラム陽性球菌に有効	関節末端の成長障害の危険性あり,小児への適応は慎重判断
ノルフロキサシン (　　　)	NFLX	6〜12 mg/kg	成人用量なし		

用法用量,適応などの詳細に関しては,添付文書を確認すること.
〔JACLS 支持療法小委員会作成〕

7 ▶ STEP 4〈STEP2やSTEP3の治療でも4〜7日以内に解熱傾向を認めない場合〉

- ●真菌,耐性菌,深部感染症の可能性が高い!
- ●これまでの治療内容,検査結果,症状,全身状態などを再確認する.
- ●STEP 2〜3の追加検査の再検査を行う.
- ●MRSA等の耐性グラム陽性球菌:VCM,TEICからLZDへの変更も検討する.
- ●耐性緑膿菌等のグラム陰性桿菌:CPFX,アミノグリコシド系の使用を検討する.
- ●カンジダ,アスペルギルス等の真菌:VRCZ,リポソーマルアムホテリシン B(L-AMB)使用を検討する.

🔖 解説

- ●予防的に使用していた抗真菌薬がある場合は中止し,ブレイクスルーする真菌の種類に応じて抗真菌薬を選択(次項「8 抗菌薬以外の感染症関連薬剤」〈→ p.49〉参照).
- ●重症例ではL-AMBまたはVRCZと,カスポファンギン(CPFG)またはMCFGの併用も考慮する.

●カンジダ感染の眼内炎は，播種性カンジダ症の続発症として起こる．視力低下，飛蚊症，眼痛，充血等を訴えるときは，血液培養，真菌の血清診断とともに眼底検査を行う．

●抗緑膿菌作用を有する広域抗菌薬1剤の併用は継続する．

8 抗菌薬以外の感染症関連薬剤

1. 抗真菌薬

a) おもな抗真菌薬の抗真菌スペクトル

一般名 (略語)	一次予防	治療		
		カンジダ	アスペル ギルス	ムーコル
フルコナゾール (FLCZ)	○ (HSCTのみ保険適応)	◎ (一部には耐性)	×	×
ホスフルコナゾール (F-FLCZ)	△ (保険適応なし)	◎ (一部には耐性)	×	×
イトラコナゾール (ITCZ)	○ (内用液のみ保険適応)	○	○ (第二選択)	×
ボリコナゾール (VRCZ)	○ (HSCTのみ保険適応)	○	◎ (第一選択)	×
ポサコナゾール (PSCZ)	○ (HSCT以外も保険適応)	○	○	○
ミカファンギン (MCFG)	○ (HSCTのみ保険適応)	◎	○ (第二選択)	×
カスポファンギン (CPFG)	△ (保険適応なし)	◎	○ (第二選択)	×
リポソーマルアム ホテリシンB (L-AMB)	×		○ (代替薬)	◎ (第一選択)

用法用量，適応などの詳細に関しては，添付文章を確認すること．
HSCT：造血幹細胞移植
（JACLS支持療法小委員会作成）

📖 解説

●一次予防でMCFGを使用していた際のブレイクスルーでは，クリプトコッカス，トリコスポロン，フサリウム，ムーコルなどを疑う．

●一次予防でVRCZを使用していた際のブレイクスルーでは，ムーコルを積極的に疑う．

●副鼻腔炎症を伴う場合や，10個以上の肺結節状陰影を伴う，あるいは胸水貯留がみられる場合で，β-D-グルカンおよびアスペルギルスGM抗原が陰性の場合は，積極的にムーコル感染を疑い，L-AMBを選択する．

●β-D-グルカンは陽性なら真菌感染が強く疑われるが，偽陰性が

非常に多く，陰性であっても真菌感染を否定してはならない（ムーコル等の接合菌，クリプトコッカス，トリコスポロンでは陰性）．
- VRCZ は TDM に基づいた投与量の調節を行う．
- PSCZ は小児では国内臨床試験が行われていない．

b) アゾール系

一般名	略語	剤 型	小児用量	成人用量	おもな副作用等
フルコナゾール（　　　）	FLCZ	カプセル	予防は 12 mg/kg 治療は 6～12 mg/kg 1 日 1 回	100～400 mg 1 日 1 回	安全性高い 併用禁忌薬あり
		ドライシロップ			
		静注			
ホスフルコナゾール（　　　）	F-FLCZ	静注	FLCZ に準ずるが，最初 2 日間は倍量		
イトラコナゾール（　　　）	ITCZ	カプセル	2.5 mg/kg を 1 日 2 回 5 mg/kg を 1 日 1 回	100～400 mg 1 日 1 回	併用注意・禁忌薬多数 （ビンクリスチン，シクロスポリン，タクロリムス等） カプセル製剤は吸収が不安定
		内用液	2.5 mg/kg を 1 日 2 回 5 mg/kg を 1 日 1 回	20～40 mL 1 日 1 回	
		静注	1～2 日 1 回 5 mg/kg 1 日 2 回 3 日以降 1 回 5 mg/kg 1 日 1 回	1～2 日 1 回 200 mg 1 日 2 回 3 日以降 1 回 200 mg 1 日 1 回	
ボリコナゾール（　　　）	VRCZ	錠剤 ドライシロップ	注射剤投与後 2 歳以上 12 歳未満 12 歳以上で 50 kg 未満 1 回 9 mg/kg 1 日 2 回 12 歳以上で 50 kg 以上 1 回 200 mg 1 日 2 回	40 kg 未満 初日 1 回 150 mg 以後 1 回 100 mg 最大 1 回 150 mg 1 日 2 回 40 kg 以上 初日 1 回 300 mg 以後 1 回 150～200 mg 最大 1 回 300 mg 1 日 2 回	着明，霧視，視覚障害（いずれも一過性） 肝機能障害 併用注意・禁忌薬多数 （シクロスポリン，タクロリムス等） トラフ値測定による調節が望ましい
		静注	2 歳以上 12 歳未満 12 歳以上で 50 kg 未満 初日 1 回 9 mg/kg 以後 1 回 8 mg/kg 1 日 2 回 12 歳以上で 50 kg 以上 初日 1 回 6 mg/kg 以後 1 回 4 mg/kg 1 日 2 回	初日 1 回 6 mg/kg 以後 1 回 3～4 mg/kg 1 日 2 回	
ポサコナゾール（　　　）	PSCZ	錠剤 静注	未確立	初日 300 mg を 1 日 2 回，以後 1 日 1 回	ムーコルにも有効

用法用量，適応などの詳細に関しては，添付文書を確認すること．
（JACLS 支持療法小委員会作成）

解 説

- FLCZ，F-FLCZ は，カンジダ，クリプトコッカス，トリコスポロンには有効であるが，カンジダ属でも *C.glabrata*，*C.krusei* は耐性．また，*C.albicans* の一部にも耐性の報告がある．
- VRCZ は髄液移行性が良好であるため，感受性のある真菌による中枢神経病変のある場合は積極的に使用する．

c) キャンディン系

一般名	略語	剤型	小児用量	成人用量	おもな副作用等
ミカファンギン（　）	MCFG	静注	予防は 1 mg/kg 治療は 3〜6 mg/kg 1日1回	予防は 50 mg 治療は 50〜300 mg 1日1回	安全性高い
カスポファンギン（　）	CPFG	静注	初日に 70 mg/m² 2日目以降は 50 mg/m² 1日1回	初日に 70 mg 2日目以降は 50 mg 1日1回	安全性高い 併用注意薬あり （シクロスポリン，タクロリムス等）

用法用量，適応などの詳細に関しては，添付文書を確認すること．
（JACLS 支持療法小委員会作成）

解 説

- MCFG は，クリプトコッカス，ムーコル，フサリウム，トリコスポロンには無効．
- CPFG には FN の適応がある．
- 国内では MCFG の使用経験が豊富だが，海外からのエビデンスは CPFG のほうが豊富．
- CPFG は，VRCZ や L-AMB との相乗効果を認める．

d) ポリエン系

一般名	略語	剤型	小児用量	成人用量	おもな副作用等
リポソーマルアムホテリシン B（　）	L-AMB	静注	2.5〜6 mg/kg 1日1回	2.5 mg/kg 1日1回	発熱 16.9 % 低カリウム血症 6.7 % **腎毒性 18.7 %**

用法用量，適応などの詳細に関しては，添付文書を確認すること．
（JACLS 支持療法小委員会作成）

解 説

- L-AMB は，アムホテリシン B（AMPH-B）より副作用が少なく，抗真菌活性のスペクトラムは AMPH-B と同じで，高用量投与が可能．
- ただし，ほかの抗真菌薬と比較すると腎毒性は強く，低カリウム血症，低マグネシウム血症を高頻度で合併するため，電解質を頻回にモニタリングしながら，早めの K 補充を行う．
- AMPH-B の吸入や，シロップ内服に関して，真菌感染を予防す

るエビデンスはない.

2. G-CSF 製剤（表5）

- 一次予防的投与：FN のリスクが高い患者(20 % 以上)には，好中球減少前からの一次予防投与が推奨される.
- 二次予防的投与：抗がん薬の減量やスケジュール変更を行うことが望ましくない患者において，前コースで FN を認めた場合，次コース以降で二次予防的投与を考慮することが望ましい.
- 治療的投与：10 日以上の好中球減少症と好中球数 $100 /\mu L$ 以下へ低下が予想される患者，肺炎や敗血症，侵襲性真菌感染症の患者には，治療的投与が推奨される.
- 予後が良好である小児急性リンパ性白血病(ALL)の場合，二次性急性骨髄性白血病(AML)や骨髄異形成症候群(MDS)の潜在的リスクが懸念されるため，適応は慎重に考慮する.
- 1 日 1 回投与．点滴の場合は 1 時間以上かけて投与する.

表5 **投与製剤と投与量・投与方法**

一般名	適応	点滴静注	皮下注
フィルグラスチム（　　　）	急性白血病	$200 \mu g/m^2$	$100 \mu g/m^2$
	悪性リンパ腫，ほかのがん	$100 \mu g/m^2$	$50 \mu g/m^2$
	造血細胞移植	$300 \mu g/m^2$	
レノグラスチム（　　　）	急性白血病	$5 \mu g/kg$	$2 \mu g/kg$
	悪性リンパ腫，ほかのがん	$5 \mu g/kg$	$2 \mu g/kg$
	造血細胞移植	$5 \mu g/kg$	—
ナルトグラスチム（　　　）	急性リンパ性白血病	$2 \mu g/kg$	$1 \mu g/kg$
	悪性リンパ腫，ほかのがん(AML 除く)	$2 \mu g/kg$	$1 \mu g/kg$
	造血細胞移植	$8 \mu g/kg$	
ペグフィルグラスチム（　　　）	がん化学療法による FN の発症抑制	—	3.6 mg/ 回

用法用量，適応などの詳細に関しては，添付文書を確認すること.
（JACLS 支持療法小委員会作成）

🗨 解説
- 予防的投与では，化学療法終了後 24 ～ 72 時間以降に投与開始.
- 皮下投与は出血傾向等の問題がない場合に適応とする.
- フィルグラスチムのバイオシミラーについて，現時点ではフィルグラスチムとの安全性と有効性は同等とされており，投与を行うよう勧められている．ただし，実地臨床における大規模で長期にわたる安全性の確認は今後も必要である.
- ペグフィルグラスチムは，小児等を対象とした有効性および安全

性を指標とした臨床試験は実施されていない.

3. その他の感染症関連薬剤

一般名	適応	用法用量	備考
抗ウイルス薬 アシクロビル（　）	HSV, VZV	5～20 mg/kg/回を1日3回	内服には造血細胞移植の予防投与の適応あり
ガンシクロビル（　）	CMV	初期投与：5 mg/kg/回を1日2回 維持投与：6 mg/kg/日を週5日，あるいは5 mg/kg/日を週7日	血球減少，腎機能障害に注意 AMPH-B, ST合剤, IPM/CSなどは併用注意
バルガンシクロビル（　）	CMV	小児用量(mg)＝7×体表面積(m²)×推定糸球体ろ過量(mL/分/1.73 m²) ただし成人用量を超えないこと	血球減少に注意
ホスカビル（　）	移植後CMV 移植後HHV6	初期投与：60 mg/kg/回を1日3回 維持投与：90～120 mg/kg/回を1日1回	腎機能障害，電解質異常に注意
ガンマグロブリン製剤（　）	低ガンマグロブリン血症	200～600 mg/kg/回	IgG 500 mg/dL以上維持をめやすに
	重症感染症	50～150 mg/kg/回	
パリビズマブ（　）	24か月齢以下の免疫不全	15 m/kgを月に1回筋注	RSウイルス流行期

用法用量，適応などの詳細に関しては，添付文書を確認すること.
（JACLS支持療法小委員会作成）

MEMO

Pick up こんなときは

- フラッシュした直後に高熱，感受性のある抗菌薬で解熱しない → カテーテル感染
- 皮膚・軟部組織感染 → MRSA 等のグラム陽性球菌
- 陰部周辺の感染 → 緑膿菌
- 嘔吐を伴った FN → セレウス菌
- 過去のカテーテル感染，血液培養陽性 → 同一起因菌
- 寛解導入中の真菌感染 → カンジダ
- 肝脾膿瘍 → カンジダ
- 施設敷地内の工事 → アスペルギルスのハイリスク
- 胸部 CT で halo sign, air-crescent sign → アスペルギルス
- 10 個以上の肺病変，副鼻腔炎，β-D-グルカン陰性 → ムーコル
- MCFG からのブレイクスルー → トリコスポロン，ムーコル，クリプトコッカス
- VRCZ からのブレイクスルー → ムーコル
- 抗菌薬や抗真菌薬が無効な発熱 → 腫瘍熱，薬剤熱，骨髄回復に伴う高サイトカイン血症による発熱の可能性も検討

参考文献

・深在性真菌症のガイドライン作成委員会（編）：深在性真菌症の診断・治療ガイドライン 2014. 協和企画，2014.
・日本癌治療学会（編）：がん診療ガイドライン．G-CSF 支持療法（2013 年版 ver.5），2018.
http://jsco-cpg.jp/item/30/index.html
・菊池　賢，他（監）：日本語版 サンフォード感染症治療ガイド 2020. 第50 版，ライフサイエンス出版，2020.
・日本化学療法学会 / 日本 TDM 学会 抗菌薬 TDM ガイドライン作成委員会（編）：抗菌薬 TDM ガイドライン改訂版．日本化学療法学会，2016.
・日本小児血液・がん学会（編）：小児血液・腫瘍学．診断と治療社，2015.
・日本臨床腫瘍学会（編）：発熱性好中球減少症（FN）診療ガイドライン．改訂第 2 版，南江堂，2017.
・日本小児血液学会（編）：小児白血病・リンパ腫の診療ガイドライン2016 年版．金原出版，2016.
・日本造血細胞移植学会ガイドライン委員会（編）：造血細胞移植学会ガイドライン　真菌感染症の予防と治療，2017.
https://www.jshct.com/uploads/files/guideline/01_04_shinkin.pdf
・MRSA 感染症の治療ガイドライン作成委員会編：MRSA 感染症の治療ガイドライン（改訂版 2019）．日本化学療法学会・日本感染症学会，

2019.

https://www.kansensho.or.jp/uploads/files/guidelines/guideline_mrsa_2019revised-booklet.pdf

[篠田邦大]

.

II 間質性肺炎

1 ポイント

- *Pneumocystis jirovecii* によるニューモシスチス肺炎や, サイトメガロウイルス(cytomegalovirus: CMV)肺炎がおもな原因である.
- 病初期には咳嗽はないか軽度で, 易疲労感, 多呼吸のみが症状であることも多い.
- ST合剤の内服が確実にできているか確認すること(できている場合, ニューモシスチス肺炎の可能性は低い).

解説

- *P. jirovecii* は旧来 *P. carinii* と呼ばれていた微生物であり, 以前は原虫とみなされていたが, 近年の分子生物学的検討から真菌の一種と考えられるようになった.
- *P. jirovecii* 以外の真菌が関与することもあり, 混合感染を起こすこともある(特に CMV + 真菌). 好中球減少時は真菌, それ以外のときは *P. jirovecii* または CMV のことが多い.

2 検査

- 胸部単純X線, 胸部CT:典型的には両側びまん性すりガラス陰影を呈する.
- 動脈血液ガス:20 mmHg 以上の PaO_2 低下, $PaCO_2$ の上昇(初期には低下する).
- 血液・喀痰培養.
- CMV関連:血清抗体価, 抗原血症(C7-HRP法 or C10/11法), DNA-PCR(保険適応外).
- インフルエンザウイルス, RSウイルス迅速検査:流行性も考慮.
- 真菌関連:β-D-グルカン, カンジダマンナン抗原, アスペルギルス抗原, クリプトコッカス抗原.
- 気管支肺胞洗浄液(BALF), 誘発喀痰(可能なら生検)で *P. jirovecii* を確認.

🕮 解説

- 臨床症状から疑われる場合は，胸部単純 X 線で所見が乏しくても CT を撮像し確認する．
- β-D-グルカンは *P.jirovecii* の診断に有用で，感度 90 % 以上という報告がある[1]．ただし，ムーコルを除く多くの真菌感染症でも陽性になるということや，値が病勢と相関しないことなどに注意が必要である．
- BALF や誘発喀痰の検体は，Diff-Quik 染色や Giemsa 染色，Grocott 染色を用いて *P.jirovecii* を確認するが，非 HIV 患者でのニューモシスチス肺炎では菌量が少なく，診断が困難なことが多い．PCR 法を用いた *P.jirovecii* 検出（保険適応外）は感度が高いが，気道に定着しているだけの *P.jirovecii* を検出している可能性もあり，症状，画像，β-D-グルカンなどとあわせて総合的に判断する．

3 治 療

- ニューモシスチス肺炎：ST 合剤　0.25 錠 /kg/ 日（顆粒の場合 0.25 g/kg/ 日）を分 3 〜 4 で経口投与（連日）に増量するのが第一選択．
- CMV 肺炎：ガンシクロビル（GCV）5 mg/kg/ 回を 1 日 2 回点滴静注．ガンマグロブリン製剤 100 〜 150 mg/kg/ 日を 3 日間．
- 真菌性肺炎：ボリコナゾール（VRCZ）初日 6 mg/kg を 1 日 2 回，以後 3 〜 4 mg/kg を 1 日 2 回またはリポソーマルアムホテリシン B（L-AMB）2.5 〜 5 mg/kg を 1 日 1 回．
- 好中球減少時の間質性肺炎に対しては，抗菌薬も併用する．
- 原疾患がコントロールされて予後が期待できる症例は，積極的に人工呼吸管理を行う．
- ステロイド療法：重症のニューモシスチス肺炎や薬剤性間質性肺炎の可能性が否定できない場合，ウイルス感染などで急激に呼吸困難が進行する場合には考慮する．呼吸不全が重症であればステロイドパルスも考慮される．
- 実地臨床上は，間質性肺炎と診断できても病原体が判明するまでに時間を要したり特定できないことも多いため，抗菌薬の開始／変更＋ST 合剤の増量＋抗真菌薬（VRCZ または L-AMB）±GCV で治療を開始せざるをえないこともある．

🕮 解説

- ニューモシスチス肺炎で ST 合剤が使用できない，または重症例

で ST 合剤増量後改善がみられない場合に，ペンタミジン 4 mg/kg 静注または 10 mg/kg 吸入（1 日 1 回）の使用を考慮する．低血糖，不整脈，腎毒性など副作用が多い．

●アトバコンは ST 合剤やペンタミジンに比べるとニューモシスチス肺炎に対する有効性はやや劣るが，副作用の発現は少なく，ST 合剤の内服が困難な中等症までの症例で考慮される．小児では使用経験が少ないが，成人では 5 mL（750 mg）を 1 日 2 回，必ず食後に内服する．

●CMV 感染症は同種幹造血細胞移植後にしばしば再活性化がみられるため，造血回復後に抗原血症のモニタリングを行い，抗原陽性になれば治療を開始する preemptive therapy が行われている[2]．小児の化学療法でも発生頻度は低いが，腸炎や網膜炎，間質性肺炎を合併することがある．

●HIV 関連ニューモシスチス肺炎においては重症例でステロイドの併用が標準化されているが，非 HIV 症例ではガイドライン化されたものはない．しかし，宿主免疫反応を抑制すると考えられており，ステロイド併用の優位性を示した報告もあり[3]，考慮してよいと思われる．

文　献

1）Onishi A, et al.：J Clin Microbiol 2012；50：7-15.
2）日本造血細胞移植学会：造血細胞移植学会ガイドライン第 1 巻サイトメガロウイルス感染症 第 4 版，2018.
　　https://www.jshct.com/uploads/files/guideline/01_03_01_cmv04.pdf
3）Pareja JG, et al.：Chest 1998；113：1215-1224.

参考文献

・田中伸幸，他：画像診断 2007；27：425-436.
・仲村秀太，他：化学療法の領域 2013；29：609-614.
・藤井　毅，他：呼吸器ジャーナル 2017；65：502-508.

［金山拓誉］

III 敗血症性ショック (septic shock)

1 定 義

敗血症
- 感染症に伴う全身性炎症反応症候群(systemic inflammatory response syndrome：SIRS)．(表 1-a)[1]．

敗血症性ショック
- 敗血症に心血管系機能障害(表 2)[1]を伴う状態．

💬 解 説

- The Third International Consensus Definitions for Sepsis and Septic Shock(sepsis-3)において，敗血症および敗血症性ショックは以下のように定義される．
  - ・敗血症：感染症に対して生体が制御不能な状態となり致死的な臓器不全をきたしている状態．
    臓器障害の評価には Sequential Organ Failure Assessment(SOFA)スコア，quick SOFA(qSOFA)が用いられる．
  - ・敗血症性ショック：敗血症に心血管系，細胞内代謝機能障害を伴う状態．
    平均血圧 ≧ 65 mmHg を維持するために循環作動薬を必要とし，かつ血清乳酸値 > 2 mmol/L(18 mg/dL)を認める．
- 小児において，現段階で成人と同じ SOFA スコアを用いた評価は困難である．現在，小児 SOFA スコアが提唱されはじめているが，いまだ統一されたものではないため，本マニュアルでは従来用いられてきた上記基準で敗血症を定義する．

```
MEMO




```

表 1-a　小児の SIRS 基準

体温異常	中心温度＞ 38.5 ℃もしくは＜ 36 ℃（鼓膜温，腋窩温は該当しない）
呼吸数異常	年齢相応の呼吸数から 2SD を超えて上昇，あるいは急性期人工呼吸器管理となっている場合（神経疾患の基礎疾患がある場合や全身麻酔後の状況は除く）
心拍異常	頻拍：年齢相応の心拍から 2SD を超えて上昇（外部疼痛刺激や慢性的投薬がある場合は除く） 　　　あるいは説明できない心拍上昇が 0.5 ～ 4 時間続く場合 徐脈（1 歳未満）：年齢相応の心拍から 10 パーセンタイル未満に低下 　　　　　　　　　（迷走神経刺激やβブロッカー内服，先天性心疾患がある場合を除く） 　　　　　　　　　あるいは説明できない心拍低下が 30 分以上続く場合
白血球数異常	年齢相応の白血球数から増加もしくは減少（化学療法による二次的白血球減少は除く） あるいは未熟な顆粒球分画割合＞ 10 ％

上記 4 項目のうち，少なくとも体温異常か白血球数異常を含む 2 項目以上が陽性のときに SIRS と診断する．各項目の小児の年齢異常域は表 1-b[1]を参照．
小児がん診療では好中球減少期に敗血症性ショックをきたすことが多いため，白血球数異常は基準として使えないことが多いことに注意する．
（Goldstein B, et al.：Pediatr Crit Care Med 2005；6：2-8 より）

表 1-b　年齢別のバイタルサインと白血球の異常域

年　　齢	頻脈 （回 / 分）	徐脈 （回 / 分）	多呼吸 （回 / 分）	白血球数 （× 10³/μL）	低血圧 （mmHg）
0 日～ 1 週	＞ 180	＜ 100	＞ 50	＞ 34	＜ 59
1 週～ 1 か月	＞ 180	＜ 100	＞ 40	＞ 19.5 or ＜ 5	＜ 79
1 か月～ 1 歳	＞ 180	＜ 90	＞ 34	＞ 17.5 or ＜ 5	＜ 75
2 ～ 5 歳	＞ 140	－	＞ 22	＞ 15.5 or ＜ 6	＜ 74
6 ～ 12 歳	＞ 130	－	＞ 18	＞ 13.5 or ＜ 4.5	＜ 83
13 ～ 18 歳	＞ 110	－	＞ 14	＞ 11　or ＜ 4.5	＜ 90

（Goldstein B, et al.：Pediatr Crit Care Med 2005；6：2-8 より）

表 2　心血管系機能障害の定義

1 時間に 40 mL/kg 以上の等張輸液を行っても，以下のいずれかを認める場合
・年齢相応の血圧から 5 パーセンタイル未満に低下，あるいは年齢相応の収縮期血圧－2SD 未満 ・血圧を正常範囲内に維持するために血管作動薬が必要 ・以下の所見のうち 2 項目を認める 　①説明できない代謝性アシドーシス：BE ＜－5.0 mEq/L 　②動脈中乳酸値の上昇：正常値の 2 倍以上 　③尿量＜ 0.5 mL/kg/ 時 　④毛細血管再充満時間＞ 5 秒 　⑤体幹と末梢の体温差＞ 3 ℃

（Goldstein B, et al.：Pediatr Crit Care Med 2005；6：2-8 より）

2 症状・初期所見

1. 患者の状態変化の覚知

- 好中球減少状態の患者が，発熱，頻脈，多呼吸を呈した場合には，常に septic shock の発症に備えなければならない．
- septic shock 発症から死亡へと数時間〜半日の間に経過することもしばしばある．
- 早期に発症に気づき，できるだけ早く治療を開始することが極めて重要である．

2. 観察／評価項目

- 以下の項目と同時に前掲の表 1-a[1]，表 2[1]の末梢／中枢温較差，血圧低下，頻脈，乏尿をあわせて評価し septic shock と診断する．
  - ・末梢／中枢の脈拍触知不良　　・皮膚色不良　　・末梢冷感
  - ・毛細血管再充満時間＞ 2 秒　　・意識レベル低下

3. 血行動態の評価

- 集中治療を要する状況では，以下の項目を循環管理の指標として用いる．
  - ・中心静脈圧　・平均動脈圧　・心拍出量　・心係数
  - ・体血管抵抗
  - ・中心静脈酸素飽和度(Scvo$_2$)　・乳酸値

🐾 解説

- septic shock の初期には，易刺激性，混迷，躁状態など，精神状態の変化がしばしばみられる．その場合には，直ちに septic shock の治療を開始すること．
- 血圧：拡張期血圧の低下が最も初期の徴候で，次いで拡張期血圧の上昇(脈圧の低下)，収縮期および拡張期血圧の低下に至る．
- 心拍出量は，心拍数，血圧，意識レベル，尿量などを参考に，心エコー検査で計測する．
- Scvo$_2$ と乳酸値はともに酸素需給バランスの指標であり，初期蘇生の目標として Scvo$_2$ ≧ 70 %，乳酸値の正常化があげられてきた．なお，毛細血管再充満時間＞ 2 秒は Scvo$_2$ ＜ 70 %と相関する．
- 成人では，乳酸値＞ 2 mmol/L(18 mg/dL)が septic shock 診断基準

とされる．現時点で小児に同基準を適応するエビデンスは十分でないが，乳酸値の推移は治療効果判定の指標となる．

③ 治　療

1. 敗血症性ショックに対する初期治療(図)[2]

- リンゲル液等の等張性晶質液を 10～20 mL/kg 急速投与する．ショックの徴候が持続すれば 1 時間で 40 ～ 60 mL/kg まで繰り返す．
- 低血糖，低カルシウムのチェックを行い，必要であれば補正する．
- 血液培養 2 セット採取後，抗菌薬の投与を直ちに開始する．すでに抗菌薬が投与されている場合は，必要に応じて適切な薬剤に変更する．
- 十分な輸液負荷のあともショックが持続する場合には，アドレナリン(末梢血管拡張性ショックではノルアドレナリン)を開始する．
  観血的動脈圧測定の開始や，気管挿管 / 人工呼吸管理の必要性を検討し，ICU や PICU など集中治療が可能な場所での管理を考慮する．
- アドレナリン／ノルアドレナリン投与開始後も改善がみられない場合，以下のように，患者の状態に応じてカテコラミンを増量／追加する．
  - ・心収縮不良：アドレナリン
  - ・末梢血管が拡張している：ノルアドレナリンによる血管収縮療法
  - ・血管内容量が不足している：20 mL/kg の等張晶質液投与(場合により繰り返す)
  - ・末梢血管が収縮している：PDE Ⅲ阻害薬，ニトロ化合物などの投与
- さらにショックが遷延する場合，体外式循環補助(extracorporeal membrane oxygenation：ECMO)の導入を考慮する．

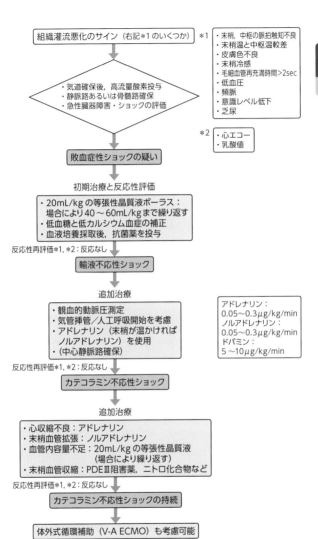

図　小児敗血症性ショック初期治療アルゴリズム 2016
(西田 修，他：日集中医誌 2017；24：S224 より転載)

🔷 解説

- septic shock における循環動態は，末梢血管の透過性亢進による循環血液量の減少，およびサイトカインなどの血中因子による可逆性の心筋障害に基づく末梢循環不全にある．したがって，循環血液量，血圧の維持，酸素化に努めることが肝要である．
- 初期輸液には，生理食塩液よりも緩衝晶質液が推奨される．
- 初期の急速大量輸液で輸液過剰となり，肺水腫の危険がある．
  湿性ラ音，呼吸窮迫，肝腫大など肺水腫の症状が出現した場合は，循環動態が安定したあとに輸液負荷を中止し，利尿薬の投与，人工呼吸管理を考慮する．
- 循環不全の治療と並行して，原因となる感染症の治療を速やかに行うことが重要である．
- 敗血症性血管拡張性ショックに対し，バソプレシンは用いない．
- PDE Ⅲ阻害薬は，心筋収縮作用と血管拡張作用をもつ．低用量ドブタミンとの併用が効果的である．
  ・ミルリノン：0.125 γ で開始し，0.5 γ まで増量可能．添付文書に記載されている loading は，心室性不整脈や血圧低下を起こす可能性があるため行わない．

2. カテコラミンの使用方法

	溶解方法	初期量	使用量	収縮血管 （α1）	心収縮 （β1）	血管拡張 （β2）
アドレナリン (Ad) （　　　）	3A（3 mg/3 mL）/ 50 mL	0.1 γ	0.1 γ〜	+++	+++	++
ノルアドレナリン (NAd) （　　　）	3A（3 mg/3 mL）/ 50 mL	0.1 γ	0.1 γ〜	++	++	+
ドパミン (DOA) （　　　）	0.3 %シリンジ 150 mg/50 mL	5 γ	5〜20 γ	++	++	−
ドブタミン (DOB) （　　　）	1A（100 mg：5 mL） /55 mL	3 γ	3〜15 γ		+++	++

上記の溶解方法で，投与速度を体重（kg）× 0.1 mL/ 時とすれば，初期使用量の近似値となる（γ = μg/kg/ 分）．
（JACLS 支持療法小委員会作成）

🔷 解説

- アドレナリンは心拍数，血圧，心係数を上昇させる．体血管抵抗は変化させない．
- ノルアドレナリンは血管収縮作用が優位．末梢血管が拡張してい

る場合に有用である.

● ドパミンは 10γ 以上の投与で adrenergic effect が優位となり，血圧は上昇し，心拍数を増加させる.

Pick up ステロイド療法

従来，メチルプレドニゾロン 30 mg/kg (max 1 g) 1 〜 2 時間点滴静注の 3 日間投与といった，ステロイド大量投与 (ステロイドパルス療法) が行われていた．しかし近年では，輸液や血管作動薬に反応しない小児敗血症性ショック患者に対するステロイド投与が死亡率の改善やショック離脱時間の短縮につながらないとの報告が複数みられ，ルーチンとしてのステロイド投与は推奨されていない.

一方で，ステロイド投与による二次感染などの合併症増加を認めないとの報告があることから，ステロイドの使用は，輸液治療への反応が乏しく，循環作動薬抵抗性のショックで，古典的な絶対的副腎不全が疑われる場合に行うことが提案されている．投与量は，成人ではヒドロコルチゾン 200 〜 300 mg/ 日 (分 3 〜 4，または持続投与)，小児では，ヒドロコルチゾン 4 〜 5 mg/kg/ 日 (分 4，または持続投与) とされている.

文 献

1) Goldstein B, et al.：Pediatr Crit Care Med 2005；6：2-8.
2) 西田修，他：日集中医誌 2017；24：S224.

参考文献

・Weiss SL, et al.: Intensive Care Med 2020；46：10-67.
・西田修，他：日集中医誌 2017；24：S1-S232.
・日本集中治療医学会小児集中治療委員会：日集中医誌 2014；21：67-88.
・Singer M, et al.：JAMA 2016；315：801-810.
・Dellinger RP, et al.：Intensive Care Med 2013；39：165-228.
・Davis AL, et al.：Crit Care Med 2017；45：1061-1093.
・川崎達也：救急・集中治療 2012；24：1532-1540.
・鈴木武志：ICU と CCU 2020；44：77-84.
・賀藤 均：小児内科 2010；42：281-285.

[辻本 弘]

IV 播種性血管内凝固症候群(DIC)，肝類洞閉塞症候群(SOS)／肝中心静脈閉塞症(VOD)

1 播種性血管内凝固症候群(DIC)

1. ポイント

- 播種性血管内凝固症候群(disseminated intravascular coagulation：DIC)の基本病態は，全身性持続性の過剰な凝固活性化である．その結果，微小血栓の閉塞による臓器障害と血小板・凝固因子消費による出血症状をきたす．
- 小児がん領域では，悪性腫瘍そのものと，敗血症などの重症感染症が，DIC のおもな原因である．
- 血液悪性腫瘍の発症時や増悪時，血小板輸血不応時，出血症状の出現時などに DIC を疑う．
- DIC を見逃さないためには，血漿フィブリノゲン(Fbg)とフィブリン - フィブリノゲン分解産物(FDP)も含めた凝固モニタリングが重要である[1]．
- トロンビン - アンチトロンビン複合体(TAT)測定は DIC 診断に有用である．プラスミン -α_2 プラスミンインヒビター複合体(PIC)は線溶系活性化の強さを評価し，DIC の病型把握に役立つ[1]．
- DIC 治療には原疾患の治療が不可欠だが，並行して補充療法や抗凝固療法，循環管理，呼吸管理などの支持療法を行う．

2. 線溶能による DIC の病型分類(図)[2]

- すべての DIC において凝固系が亢進している．線溶系抑制の有無により病型，症状が変わる．

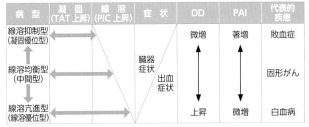

図　DICの病型分類

TAT：トロンビン-アンチトロンビン複合体，PIC：プラスミン-α_2プラスミンインヒビター複合体，DD：Dダイマー，PAI：プラスミノゲンアクチベーターインヒビター

（朝倉英策：しみじみわかる血栓止血 Vol.1 DIC・血液凝固検査編．初版，中外医学社，2014より改変）

3. DIC診断基準2017年版[3]

　詳細は「日本血栓止血学会DIC診断基準2017年版」[3]を参照されたい．

DIC診断基準適用のアルゴリズム

● 造血障害がある（DIC以外にも血小板数低下の原因がある）
　→「造血障害型」
● 造血障害がなく，感染症がある → 「感染症型」
● 造血障害，感染症がともにない → 「基本型」
　本診断基準は，産科・新生児領域には適応しない．

DIC診断基準

　以下の場合，DICと診断する．

● 基本型：①〜⑦の合計で6点以上
● 造血障害型：②〜⑦の合計で4点以上
● 感染症型：①，②，④〜⑦の合計で5点以上

　① 血小板数（×10⁴/μL）：12 < [0点]，8 < ≦12 [1点]，
　　5 < ≦8 [2点]，≦5 [3点]
　　24時間以内に30％以上の減少 +1点（ただし，①は最高で
　　3点まで）

　② FDP（μg/mL）：< 10 [0点]，10≦ < 20 [1点]，20≦
　　< 40 [2点]，40≦ [3点]

　③ フィブリノゲン（mg/dL）：150 < [0点]，100 < ≦150
　　[1点]，≦100 [2点]

　④ PT時間比：<1.25 [0点]，1.25≦ <1.67 [1点]，1.67≦ [2点]

⑤ アンチトロンビン (%)：70 < [0 点]，≦70 [1 点]

⑥ TAT，SF または F1+2(基準範囲上限比)：2 倍未満 [0点]，2 倍以上 [1 点]

⑦ 肝不全：なし [0 点]，あり [−3 点]

・D- ダイマーのみ測定の施設では，D- ダイマー基準値上限 2 倍以上の上昇があれば 1 点を加える

・FDP または D- ダイマーが正常であれば，上記基準を満たしても DIC の可能性は低い

・本診断基準を満たさない症例であっても，医師判断によって DIC 治療を開始する

4. 治　療

	治　療	投与方法	備　考
補充療法	血小板・FFP 輸血	※総論 IV(→ p.22)参照	出血を抑えることを目標に，必要以上に投与しない
	ATⅢ製剤（　　　）	30 単位 /kg を 15 分以上かけて投与	ATⅢ活性が 70 % 未満のとき，ヘパリン持続点滴のもと投与
抗凝固療法	トロンボモジュリン（　　　）	1 日 1 回 380 単位 /kg を約 30 分かけて投与	抗炎症作用もある腎機能低下時には減量する
	ダルテパリン（　　　）	75 単位 /kg/ 日を持続静注	未分画ヘパリンよりも出血が少ない
	ダナパロイド（　　　）	成人で 1 回 1,250 単位を 12 時間ごとに投与	半減期が長い
蛋白合成分解酵素阻害薬	ナファモスタットメシル酸（　　　）	5 % ブドウ糖液に溶解し 0.06 〜 0.2 mg/kg/時で持続点滴	抗凝固活性のみならず抗線溶活性も強力高カリウム血症に注意ほかの薬剤との配合禁忌が多い
	ガベキサートメシル酸（　　　）	5 % ブドウ糖液に溶解し 20 〜 39 mg/kg/ 日を持続点滴	抗線溶活性が強力ではないほかの薬剤との配合禁忌が多い

(JACLS 支持療法小委員会作成)

2 肝類洞閉塞症候群(sinusoidal obstruction syndrome：SOS)／肝中心静脈閉塞症(veno-occlusive disease：VOD)

1. ポイント

● 肝類洞内皮細胞の障害による類洞の炎症，血栓形成が病態.
● 造血細胞移植後おおむね3週間以内に生じる，体液貯留を伴う体重増加，有痛性の肝腫大，黄疸を臨床的な特徴とする.
● Budd-Chiari症候群や急性GVHD，ウイルス感染症，薬剤性肝障害などと鑑別する.

2. リスク因子

● 2歳未満.
● 家族性血球貪食リンパ組織球増多症候群.
● 肝障害の併存(ウイルス性肝炎，鉄過剰症など).
● 骨髄破壊的前処置，再移植.
● ブスルファン，シクロホスファミド，ゲムツズマブオゾガマイシン，イノツズマブオゾガマイシンの使用.
● 肝臓への放射線照射(>30Gy) など.

3. 診断基準

● 小児は成人に比べ遅発性が多く，黄疸をきたしにくい.
● 欧州骨髄移植学会(European Group for Blood and Marrow Transplantation：EBMT)基準を使うと，高感度にSOSを診断できる[4].
● EBMT基準：造血幹細胞移植後の日数を問わず，次の5項目のうち2項目以上を満たす.
　・ビリルビン値上昇(3日連続のベースライン以上，または72時間以内にBil≧2 mg/dL以上に増加する)
　・体重増加(利尿薬を使用しても3日連続で増加する，または5％以上の増加)
　・輸血不応性の血小板減少
　・肝腫大
　・腹水

4. 予　防

下記の薬剤はいずれも適応外使用.
- ウルソデオキシコール酸:12 mg/kg/ 日 分 3,最大 600 mg/日.
- デフィブロタイド(極めて高価なので注意):1 回 6.25 mg/kg を 1 日 4 回,2 時間かけて静脈内投与.
- 新鮮凍結血漿:1 ~ 5 単位 ×2/ 週.
- ヘパリン(100 単位 / 日 持続静注),ダナパロイド(成人で 1 回 1,250 単位 12 時間ごと),ダルテパリン(75 IU/kg/24 時間持続静注)は有効な可能性がある[5].

5. 治　療

- デフィブロタイド:1 回 6.25 mg/kg を 1 日 4 回,2 時間かけて静脈内投与.
- 遺伝子組換えトロンボモジュリン(適応外):380 U/kg を 1 日 1 回 30 分で静脈内投与.
- メチルプレドニゾロン(適応外):0.5 mg/kg を 12 時間ごとに 14 回静脈内投与.
- 支持療法として水分管理(水分制限,利尿薬投与),呼吸管理,疼痛管理を行う.

文　献

1) 朝倉英策(監):現場で役立つ! DIC 診療エッセンス season2 Vol.3 No.1,日本血液製剤機構,2020.
2) 朝倉英策:しみじみわかる血栓止血 Vol.1 DIC・血液凝固検査編.初版,中外医学社,2014.
3) DIC 診断基準作成委員会:血栓止血誌 2017;28:369-391.
4) Kammersgaard, MB, et al.:Bone Marrow Transplant 2019;54:1406-1418.
5) Imran H, et al.:Bone Marrow Transplant 2006;37:677-686.

参考文献
・日本造血細胞移植学会:造血細胞移植ガイドライン SOS/TA-TMA,JSHCT Monogr 47,2017.

[鈴木　資]

V 腫瘍崩壊症候群(TLS)

1 ポイント

- TLS(tumor lysis syndrome)は,化学療法により大量の腫瘍細胞が破壊される結果(治療前の自然破壊により発症していることもある),高尿酸血症,高カリウム血症,高リン血症,低カルシウム血症や尿毒症をきたす病態である.
- 主として急性白血病や悪性リンパ腫といった造血器腫瘍で生じやすい.特にこれらの疾患においては,初回の化学療法開始前から開始後 12 ～ 72 時間は厳重な注意を要する.
- 疾患の種類,白血病では白血球数に応じて,TLS の発症リスクを把握する(表 1)[1].
- TLS 発症リスクに基づいて,体重,水分バランス,電解質,尿酸値のモニタリングを行うとともに,ハイドレーションや高尿酸血症の予防を行う(表 2)[1)2)3)].
- TLS の診断は Laboratory TLS の基準(表 3)[1] を,Grade は Clinical TLS の基準(表 4)[1] を用いる.
- 高尿酸血症をきたした場合はラスブリカーゼを用いる.重度の高カリウム血症や高リン血症,急性腎不全に対しては,ICU での全身管理や腎代替療法を要する(表 5)[1)2)4)].

2 リスク分類

表 1 **TLS のリスク分類**

	高リスク	中間リスク	低リスク
NHL	バーキットリンパ腫 リンパ芽球性リンパ腫	DLBCL	Indolent NHL
ALL	WBC ≧ 100,000 成熟 B 細胞性 ALL	WBC 50,000 ～ 100,000	WBC ≦ 50,000
AML	WBC ≧ 50,000 Monoblastic	WBC 10,000 ～ 50,000	WBC ≦ 10,000
その他 (CML, 固形腫瘍等)		急速な治療反応が予想される,または急速に増大する腫瘍	それ以外

NHL: non-Hodgkin's lymphoma, DLBCL: diffuse large B-cell lymphoma, ALL: acute lymphoblastic leukemia, AML: acute myeloid leukemia, CML: chronic myeloid leukemia

(Coiffier B, et al. : J Clin Oncol 2008 ; 26 : 2767-2778 より一部改変)

3 リスク別の予防対応

表2 リスク別の予防的対応

	低リスク	中間リスク	高リスク
モニタリング（体重, バイタルサイン, 尿量, 尿酸, K, P, Ca, Cr, LDH等）	8～12時間ごと	6～8時間ごと	4～6時間ごと
ハイドレーション	カリウム, リンを含まない2,000～3,000 mL/m²/日の十分な輸液を行ったうえで尿量を確保する	2,000～3,000 mL/m²/日（体重≦10 kg：200 mL/kg/日）	2,500～3,000 mL/m²/日（体重≦10 kg：200 mL/kg/日）
アロプリノール	不要	10 mg/kg/日を分3内服（高尿酸血症の場合はラスブリカーゼを考慮）	不要
ラスブリカーゼ	不要	0.2 mg/kgを1日1回（考慮）	0.2 mg/kgを1日1回
その他			ICU（またはそれに準じた）環境考慮腫瘍量軽減の治療考慮Hyperleukocytosisの対応考慮

（Coiffier B, et al.：J Clin Oncol 2008；26：2767-2778 ／ Cheung WL, et al.：Drugs Context 2020；9：2019-8-2 ／ Howard SC, et al.：N Engl J Med 2011；364：1844-1854 より）

🔖 解 説

● ハイドレーションは, 強力な水分負荷と強制利尿により, 尿酸とリンの排泄の促進を目的とする. 閉塞尿路障害, 腎不全がある場合は禁忌となる. 年齢や心機能, 尿量を参考に水分量を調整するが, 尿量は80～100 mL/m²/時（10 kg以下の場合は4～6 mL/kg/時）を目標とし, 十分な尿量が確保できない場合はループ利尿薬の投与も考慮する.

● ハイドレーションに用いる輸液製剤は1号液などカリウムやリンを含まないものとするが, 逆に低カリウム血症とならないようにモニタリングを行う.

● アロプリノールは化学療法開始12～24時間前に内服を開始し, 尿酸値が正常化し腫瘍量やWBC数, ほかの検査データが回復するまで続ける.

● アロプリノールは腎障害がみられる場合は50％に減量する. そのほか, サイアザイド系利尿薬, カルバマゼピン, アンピシリン, アモキシシリン, シクロホスファミド, シクロスポリンなどと相互作用がある. また, メルカプトプリンやアザチオプリンと

併用する場合は，メルカプトプリン，アザチオプリンの投与量を1/3 〜 1/4 に減量する.

●アロプリノールによる過敏反応がある場合は，ラスブリカーゼに切り替えるか，別のキサンチンオキシダーゼ阻害薬であるフェブキソスタット（フェブリク®錠）での代用を考慮する．フェブキソスタットは，eGFR が 30 mL/ 分 /1.73 m² までの腎障害では減量の必要はない.

●ラスブリカーゼは，G6PD 欠損症の患者においてはメトヘモグロビン血症や重篤な溶血をきたすため禁忌である.

●ラスブリカーゼの平均投与期間は 2 日間であるが，1 〜 7 日となることもある．ラスブリカーゼ投与後は尿酸値を再評価し，その後 TLS が改善するまで尿酸値を評価する．ただし，採血後は直ちに検体を氷冷して 4 時間以内に測定をしたほうがよい.

●現在は，TLS の予防と治療のための重炭酸ナトリウムの投与による尿のアルカリ化は推奨されない（リン酸カルシウム結晶やキサンチン結晶により，腎障害のリスクを高めるため）.

4 診 断

表3 TLSの診断

	測定値	ベースラインからの変化率
尿酸	≧ 8 mg/dL	25 ％上昇
K	≧ 6 mEq/L	25 ％上昇
P	≧ 6.5 mg/dL	25 ％上昇
Ca	≦ 7 mg/dL	25 ％減少

化学療法開始 3 日前から開始後 7 日の間に上記 2 項目以上の変化を認めた場合，Laboratory TLS とする.
Laboratory TLS：Cairo-Bishop definition of laboratory tumor lysis syndrome
（Coiffier B, et al.：J Clin Oncol 2008：26：2767-2778 より）

🖊️ 解 説

●採血管内での凝血の過程で芽球から K が放出されることによる偽高カリウム血症を除外する．その場合はヘパリン化した血漿で K 濃度を再検する.

●高カリウム血症により，心室性頻拍や心室細動，心停止をきたしうる．また，疼痛性筋けいれんや感覚異常を呈する.

●高リン血症は，悪心，嘔吐，下痢，昏睡やけいれん，リン酸カルシウム結晶による腎尿細管障害をきたす.

●リン酸カルシウムの組織沈着により，二次性の低カルシウム血症をきたしうる．重篤な場合は不整脈や低血圧，テタニー，疼痛性筋けいれんをきたす.

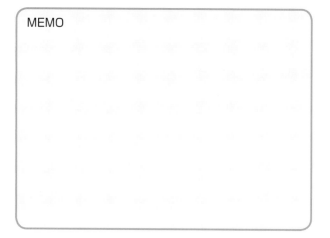

5 重症度分類

表4　Clinical TLS の Grade

合併症	Grade 0	Grade 1	Grade 2	Grade 3	Grade 4	Grade 5
Creatinine	≦ 1.5xULN	1.5xULN	> 1.5 ～ 3.0xULN	> 3.0 ～ 6.0xULN	> 6.0xULN	死亡
不整脈	なし	治療不要	緊急ではないが治療が必要	症状があり治療反応が不完全，または除細動が必要	低血圧，うっ血性心不全，ショックや失神	死亡
けいれん	なし	なし	抗てんかん薬に反応する短時間のけいれん，またはADLに影響しない頻回ではない局所けいれん運動	意識障害，コントロールがしにくいけいれん，抗てんかん薬投与中の全身けいれんへの進展	遷延性，反復性のけいれん，コントロール困難なあらゆるタイプのけいれん	死亡

ULN: upper limit of normal(1 ～ 12 歳未満は 0.70 mg/dL，12 ～ 16 歳未満は 1.00 mg/dL，16 歳以上の女性は 1.19 mg/dL，男性は 1.29 mg/dL)，ADL: activities of daily living(日常生活動作)

(Coiffier B, et al.：J Clin Oncol 2008：26：2767-2778 より)

🔖 解 説

● Clinical TLS の Grade は Laboratory TLS があることを条件に，発症した腎障害，不整脈，けいれんのなかで最も高い Grade と定義する．

● 不整脈やけいれんは，治療薬によるものではないことに留意する．

MEMO

6 治 療

表5 TLS の治療

高リン血症の管理	
中等度(≧ 6.5 mg/dL)	リン酸静注を中止 リン酸結合剤(炭酸カルシウム，炭酸ランタン水和物，クエン酸第二鉄水和物，スクロオキシ水酸化鉄，セベラマー塩酸塩，ビキサロマー，水酸化アルミニウム)
高度	腎代替療法
低カルシウム血症(≦ 7.0 mg/dL)の管理	
無症候性	無治療
症候性	グルコン酸カルシウム 50 ～ 100 mg/kg を 5 ％ブドウ糖または生食で希釈して，心電図のモニタリングをしながら 10 ～ 20 分以上かけて緩徐に静注
高カリウム血症の管理	
中等度(≧ 6.0 mEq/L) かつ無症候性	カリウム投与の中止(静注，経口) 心電図モニタリング ポリスチレンスルホン酸ナトリウムの内服
高度(≧ 7.0 mEq/L)かつ / または症候性	上記に加え，以下の対応を併用する ループ利尿薬(重度の腎障害がない場合) GI 療法 重炭酸ナトリウム(1 ～ 2 mEq/kg 静注) β2 刺激剤の吸入 致死性不整脈に対しては，心電図のモニタリングをしながらグルコン酸カルシウム 500 ～ 1,000 mg を 3 ～ 5 分かけて緩徐に静注 腎代替療法

(Coiffier B, et al. : J Clin Oncol 2008 ; 26 : 2767-2778 ／ Cheung WL, et al. : Drugs Context 2020 ; 9 : 2019-8-2 ／ Mirrakhimov AE, et al. : World J Crit Care Med 2015 ; 4 : 130-138 より)

解 説

● 高リン血症に対する炭酸カルシウム製剤は，高カルシウム血症のときは避ける．水酸化アルミニウム製剤は，蓄積毒性を避けるため 1 ～ 2 日を限度とする．

● グルコン酸カルシウムの静脈投与時には，静脈炎や血管外漏出による組織障害に注意する．

● GI 療法は，レギュラーインスリン 0.1 U/kg + 25 ％ブドウ糖 2 mL/kg 静注，または 10 ％ブドウ糖 500 mL にレギュラーインスリン 10 ～ 20 単位を溶解して 60 分以上かけて静注する．

● 高カリウム血症に対する重炭酸ナトリウムの投与はカリウムの細胞内移動作用を目的とするが，重炭酸ナトリウムとグルコン酸カルシウムは同じルートからは投与しない．

● β2 刺激剤の吸入方法：サルブタモール硫酸塩(ベネトリン®)を通常，成人は 1 回 0.3 ～ 0.5 mL(サルブタモールとして 1.5 ～ 2.5 mg)，小児は 1 回 0.1 ～ 0.3 mL(サルブタモールとして 0.5 ～

1.5 mg)を適宜生理食塩水で希釈して，深呼吸しながら吸入器を用いて吸入する．

● グルコン酸カルシウムの静注により高カリウム血症が改善しない場合は投与を繰り返すが，カルシウムの投与により組織へのリン酸カルシウム結晶の沈着と，それによる閉塞性腎障害の誘発に注意する．

文 献

1) Coiffier B, et al. : J Clin Oncol 2008 ; 26 : 2767-2778.
2) Cheung WL, et al. : Drugs Context 2020 ; 9 : 2019-8-2.
3) Howard SC, et al. : N Engl J Med 2011 ; 364 : 1844-1854.
4) Mirrakhimov AE, et al. : World J Crit Care Med 2015 ; 4 : 130-138.

参考文献

・日本臨床腫瘍学会(編)：腫瘍崩壊症候群(TLS)診療ガイダンス．金原出版，2013.

[伊藤　剛]

VI Hyperleukocytosis と leukostasis

1 ポイント

- Hyperleukocytosis は末梢血の白血球数が 10 万 /μL を超えたデータの異常を示し，それによる症状を呈した場合を leukostasis とよび緊急対応を要する[1]．
- おもな症状として呼吸不全，中枢神経症状をきたす．
- 急性骨髄性白血病（AML）や慢性骨髄性白血病（CML）の blast crisis でしばしば発症する．

🕮 解説

- 変形能の低下した白血病細胞増加による血液粘度上昇，種々のサイトカインによる血管内皮障害，血管内皮への白血病細胞の接着によって組織の虚血性傷害をきたし，呼吸障害や中枢神経障害を起こすと推定されている[1][2]．

2 おもな症状[1][3][4]

- 肺症状：呼吸不全，SpO_2 の低下．
- 中枢神経症状：視力障害（眼底検査で網膜出血がみられることがある），頭痛，めまい，耳鳴り，歩行障害，傾眠，錯乱，昏睡．
- 白血球減少後 1 週間は，脳血流の再灌流により頭蓋内出血のリスクが高まる．
- そのほかのまれな症状：心電図の変化（心筋梗塞，右室負荷），腎不全の悪化，持続勃起症，四肢の虚血，腸管梗塞．

3 ▶ 注意すべき検査所見

- 偽性血小板増加（芽球の破砕成分が血小板と誤ってカウントされることがある）.
- 偽性高カリウム血症（採血管内での凝血の過程で芽球からKが放出されることによる. その場合はヘパリン化した血漿で測定して対応する）.
- 播種性血管内凝固症候群（DIC）.
- 腫瘍崩壊症候群（TLS）.

4 ▶ 緊急対応

- TLSとDICの対応と並行して, 急ぎ寛解導入化学療法を開始する[1]. 急性リンパ性白血病（ALL）や非ホジキンリンパ腫（NHL）ではステロイドの先行投与, AMLではエトポシドの開始または少量シタラビン（1〜3 mg/kg/回, IV or 30 min DIV, 1日1回）を考慮する.
- すぐに寛解導入療法を開始できる状況になく, leukostasisの症状がない場合, ヒドロキシウレアによる治療（50〜100 mg/kg/日 12時間ごとに分けて経口投与[5]）も考慮するが, 効果の発現は24〜48時間以内となる.
- すぐに寛解導入療法を開始できる状況になく, leukostasisの症状がある緊急時は, ヒドロキシウレアの投与と同時に交換輸血や白血球除去療法を考慮する[6]. 白血球数は, 乳児白血病：50万/μL以上, ALL：30万/μL以上, AML：10万/μL以上をめやすとする（「総論II 寛解導入療法の注意」〈→ p.10〉参照）. ただし, 急性前骨髄球性白血病では少量化学療法や白血球除去療法は致命的な出血リスクがあるとの報告があり, すすめられない[7)8].

🕮 解説
- 現時点では白血球除去療法の有効性に関する前向き研究の報告はなく, 後ろ向き研究でも長期生存率が改善は示されていないため, その適応については慎重に判断する[1].
- 赤血球輸血は血液粘度を上昇させるため, ヘモグロビン値が7〜8 g/dL以上で状態が安定していれば輸血は避ける[1]. 輸血が必要

な場合は WBC が低下するまで待つか，少量をゆっくり投与する[3]．

● 血小板輸血は，血小板数が 2 〜 3 万 / μ L 以上となるよう積極的に行う．

文 献

1）Korkmaz S：Transfus Apher Sci 2018；57：4-7.
2）Porcu P, et al.：Leuk Lymphoma 2000；39：1-18.
3）Zuckerman T, et al.：Blood 2012；120：1993-2002.
4）Röllig C, et al.：Blood 2015；125：3246-3252.
5）Grund FM, et al.：Arch Intern Med 1977；137：1246-1247.
6）Pham HP, et al.：Transfusion 2015；55：2306-2311.
7）Sanz MA, et al.：Blood 2009；113：1875-1891.
8）Vahdat L, et al.：Blood 1994；84：3843-3849.

［伊藤　剛］

各論

VI

Hyperleukocytosis と leukostasis

VII 悪心・嘔吐

1 ポイント

- 化学療法や放射線療法によるものが多いが，その他の原因がないか確かめる.
- 初回の化学療法・放射線療法から，十分な悪心・嘔吐の予防を行うことが重要.
- 化学療法や放射線療法における制吐薬は，5-HT$_3$受容体拮抗薬とステロイドが基本.
- 催吐リスクが高度な化学療法では，アプレピタントまたはホスアプレピタントを併用する.
- 特に年長児の予期性嘔吐には，ロラゼパムなどの抗不安薬が有効.
- イレウスの場合，制吐薬は無効であり，絶食やイレウス管挿入などを行う.

解説

- 化学療法や放射線療法以外にも，代謝異常(高カルシウム血症，低ナトリウム血症，ケトーシスなど)，消化管の問題(便秘，消化管閉塞など)，中枢神経の問題(頭蓋内圧亢進など)，抗がん薬以外の薬剤も，悪心・嘔吐の原因となりうる.
- 5-HT$_3$受容体拮抗薬は，抗がん薬の投与30分前に使用する.
- デキサメタゾンは，10歳以上の患児で連用する場合，骨壊死のリスクを考慮する必要がある. 治療薬の一部としてステロイドを用いている場合は，制吐目的での追加投与は不要.
- アプレピタントは，抗がん薬の投与60〜90分前に投与する.
- ホスアプレピタントは，抗がん薬の投与60分前(12歳以上)，または90分前(生後6か月以上12歳未満)に使用する.
- ロラゼパムは，化学療法または放射線治療の実施前夜と当日治療の1〜2時間前に投与する.

2 おもな制吐薬

	一般名	剤型	用量用法	備考
5-HT₃受容体拮抗薬	グラニセトロン（　　）	注射・錠・細粒ゼリー	注射：1日1回40 μg/kg点滴静注または静注，1日2回まで可 内服：1日2 mg，1日1回(成人)	
	オンダンセトロン（　　）	注射・錠	注射：1日1回2.5 mg/m²(成人4 mg)静注，1日2回まで可 内服：1日4 mg，1日1回(成人)	
	アザセトロン（　　）	注射・錠	1日1回10 mg静注または内服，1日2回まで可(成人)	小児適応なし
	ラモセトロン（　　）	注射・錠	注射：1回0.3 mg静注，1日2回まで可(成人) 内服：1回0.1 mg，1日1回(成人)	小児適応なし
	パロノセトロン（　　）	注射	1日1回0.75 mg静注または点滴静注(成人)	半減期が長い 小児適応なし
ステロイド	デキサメタゾン（　　）	注射・錠エリキシル	注射：1日3.3〜16.5 mgを1〜2回に分割 内服： 1日4〜20 mg，分1〜2(成人) 1日10〜12 mg/m²(小児)＊	
NK₁受容体拮抗薬	アプレピタント（　　）	カプセル	1日目：1日1回125 mg 2〜3日目：1日1回80 mg(12歳以上)	
	ホスアプレピタント（　　）	注射	1日目に1回，150 mg/回を点滴静注(12歳以上) 1日目に1回，3.0 mg/kgを点滴静注(生後6か月以上12歳未満)	

(次ページに続く)

	一般名	剤　型	用量用法	備　考
その他	オランザピン (　　　)	錠	1日1回5 mg, 1日 10 mgまで可(成人)	小児適応 なし
	ロラゼパム (　　　)	錠	1日1〜3 mgを分2〜 3	同症状の 保険適応 なし 小児適応 なし
	メトクロプラミド (　　　)	注射・錠・ 細粒 シロップ	いずれも塩酸メトクロプラ ミドとしての量を記載. 注射:1回10 mg, 1日 1〜2回(成人) 錠:10〜30 mg/日, 分 2〜3, 食前(成人) 細粒:10〜30 mg/日, 分2〜3, 食前(成人) シロップ:0.5〜0.7 mg/ kg/日(0.5〜0.7 mL/ kg), 分2〜3, 食前 (最大1日30 mg 〈30 mL〉)	錐体外路 症状に注 意
	ドンペリドン (　　　)	錠・細粒 座薬	1日1.0〜2.0 mg/kgを 分3(最大1日30 mg) 6歳以上は1日1.0 mg/ kgまで	

＊:海外のガイドラインで記載されている量だが, 最適化されてはいない
(JACLS支持療法小委員会作成)

3 抗がん薬の催吐性リスク分類

　成人で用いられているもの[1]を参考として示す. ただし小児では, これを適用しにくいことも多い.

● 高度(催吐頻度90%以上)

シクロホスファミド($\geq 1,500 \ mg/m^2$), シスプラチン, イホスファミド($\geq 2 \ g/m^2$), エピルビシン($\geq 90 \ mg/m^2$), ドキソルビシン($\geq 60 \ mg/m^2$), ダカルバジン

● 中等度(催吐頻度30〜90%)

アクチノマイシンD, アザシチジン, イダルビシン, イノツズマブオゾガマイシン, イホスファミド($< 2 \ g/m^2$), イリノテカン, エピルビシン($< 90 \ mg/m^2$), カルボプラチン, クロファラビン, 三酸化ヒ素, シクロホスファミド($< 1,500 \ mg/m^2$), シタラビン($> 200 \ mg/m^2$), ダウノルビシン, テモゾロミド, ドキソルビシン($< 60 \ mg/m^2$), ピラルビシン, ブスルファン, メトトレキサート($\geq 250 \ mg/m^2$), メルファラン

●軽度(催吐頻度 10 ～ 30 %)

エトポシド，ゲムシタビン，シタラビン($100 \sim 200$ mg/m^2)，ドセタキセル，ニムスチン，ノギテカン，ブリナツモマブ，ブレンツキシマブベドチン，ミトキサントロン，メトトレキサート(50 ～ 250 mg/m^2 未満)，ラニムスチン

●最小度(催吐頻度 10 % 未満)

L-アスパラギナーゼ，クラドリビン，ゲムツズマブオゾガマイシン，シタラビン($<$ 100 mg/m^2)，ネララビン，ビノレルビン，ビンクリスチン，ビンデシン，ビンブラスチン，フルダラビン，ブレオマイシン，メトトレキサート($\leqq$ 50 mg/m^2)，リツキシマブ

文　献

1) 日本癌治療学会(編)：制吐薬適正使用ガイドライン 2015 年 10 月(第 2 版)一部改訂版 ver2.2，2018.
http://jsco-cpg.jp/item/29/index.html

参考文献

・Dupuis LL, et al.：Support Care Cancer 2017；25：323-331.

[大曽根眞也]

各論

Ⅶ

悪心・嘔吐

VIII 抗がん薬の血管外漏出

1 予 防

1. 外来治療時など末梢静脈を使用する場合

a) 末梢静脈確保〜投与開始前

- 穿刺静脈はなるべく太く弾力のある血管を選択する.
- 1回の穿刺で静脈確保するよう努める.
- 採血部位と同一の静脈は避ける.
- 挿入後24時間以上経過した末梢静脈ラインの使用は, 可能な限り避ける.
- 穿刺時に逆血の確認, 生理食塩水の注入, 自然滴下の確認を行う.

🖉 解 説

- 成人では, 穿刺部位は前腕が望ましく, 手背や関節付近はできるだけ避けることとされているが, 小児の場合は, 状況に応じて判断する.
- 1回の穿刺で確保できなかった場合は, より体幹に近い別の血管を穿刺する.

b) 抗がん薬投与開始後〜終了まで

- 自然滴下が望ましい. 輸液ポンプの使用時は頻回に漏出がないか確認する（自施設の医療安全対策マニュアルなどを参照）.

🖉 解 説

- 抗がん薬投与中は, 定期的に観察を行う.
- 抜針後は, 5分間圧迫止血を行う.

2. 中心静脈ポートを使用する場合

- Huber針（ヒューバー針）を穿刺したあとに生理食塩水で開通性を確認し, ポートの破損や漏出がないことを確認する.

2 漏出時の症状と処置

リスク評価
● 抗がん薬の組織障害性リスクを評価する(表).

重症度別症状
● 軽症:発赤,腫脹,疼痛.
● 重症:激しい疼痛,潰瘍化,壊死,深部組織への障害.

処置
● 迅速かつ適切な対応によって,皮膚障害を最小限にとどめることが可能.
● 重症例は皮膚科に相談する.
● 抗がん薬漏出時の対応マニュアルをもつ医療機関では,それに従って対応する.
　①冷庵法:アントラサイクリン系,アクチノマイシン D,アルキル化薬等
　②温庵法:ビンカアルカロイド系,エトポシド,プラチナ製剤等
　③ヒドロコルチゾン皮下注:発生後 1 時間以内に行うことが望ましい
　④デクスラゾキサン:アントラサイクリン系の血管外漏出による組織障害を抑制する
　⑤ステロイド軟膏(クロベタゾールプロピオン酸エステル)塗布

表 抗がん薬の組織障害性リスク分類

vesicant drug 壊死性抗がん薬	ビンクリスチン,ビンデシン,ビンブラスチン,ダウノルビシン,ピラルビシン,ドキソルビシン,ミトキサントロン,イダルビシン,アクチノマイシン D,ゲムツズマブオゾガマイシン等,三酸化ヒ素*
irritant drug 炎症性抗がん薬	シクロホスファミド,イホスファミド,テモゾロミド,メルファラン,ブスルファン,フルダラビン,クラドリビン,シスプラチン,カルボプラチン,エトポシド,イリノテカン,ノギテカン,ブレンツキシマブベドチン,ボルテゾミブ等
non-vesicant drug 非壊死性抗がん薬	シタラビン,メトトレキサート,L-アスパラギナーゼ,ブレオマイシン,ネララビン,クロファラビン,アザシチジン,リツキシマブ,ペムブロリズマブ,ニボルマブ,ベバシズマブ等

*:報告はないが,添付文書などでは vesicant drug と同等の対応の記載あり
〔JACLS 支持療法小委員会作成〕

🎌 解 説

●冷庵法，温庵法は1日4回20分間，1〜2日間をめやすに行う．

●ヒドロコルチゾン皮下注は，26G注射針を用いて，1cm間隔で漏れた部分を中心にして発赤部に皮下注射する．

　例）ヒドロコルチゾン 100 〜 200 mg+1％リドカイン1 mLを生食5〜10 mLに調整する．

●デクスラゾキサンは，抗腫瘍効果を減弱する可能性あり．1日目，2日目は1,000 mg/m^2，3日目は500 mg/m^{2}を静脈内投与する．1日目は，発生6時間以内に可能な限り速やかに投与する．

●ステロイド軟膏塗布は，皮膚科医に相談してからでもよい．

参考文献

・Polovich M, et al.(eds)：Chemotherapy and Biotherapy Guidelines and Recommendations for Practice. Oncology Nursing Society，2009.

・European Oncology Nursing Society：Extravasation Guidelines，2007.

・European Society for Medical Oncology-European Oncology Nursing Society：Management of Chemotherapy Extravasation：ESMO-EONS Clinical Practice Guidelines, 2012.

・日本がん看護学会(編)：外来がん化学療法看護ガイドライン 2014 年版．金原出版，2014.

[山本雅樹]

IX 中心静脈カテーテル(CVC)の合併症

1 カテーテル関連血流感染症(CRBSI)・トンネル感染

1. 特 徴

- 感受性のある抗菌薬を投与しても解熱しない.
- カテーテルをフラッシュした直後に高熱が出る.
- 発熱, CRP の程度が日によって大きく変動する.
- カテーテル関連血流感染症(catheter-related blood stream infection: CRBSI)の頻度は, 大腿静脈＞内頸静脈＞鎖骨下静脈＞末梢挿入型中心静脈カテーテル(PICC)＞末梢静脈の順に多いと考えられている.

2. 診 断

- カテーテルからの血液培養が陽性(末梢からの血液培養よりも2時間以上早く陽性化).
- 抗菌薬ロックにより解熱, CRP が低下する.
- カテーテルの皮下トンネル部に発赤あるいは疼痛が出現する(トンネル感染).

MEMO

3. 対 応

- 中心静脈カテーテル（central venous catheter：CVC）は，発熱だけでは安易に抜去しない．カテーテルから血液培養を複数回提出する．
- 血液培養が繰り返し陽性であれば，抜去を考慮する．
- coagulase-negative *Staphylococcus*（CNS）以外の起因菌（黄色ブドウ球菌，腸球菌，グラム陰性桿菌，カンジダ属）が陽性の場合には，カテーテル抜去が望ましい．
- 抗菌薬の全身投与を行ったうえで，抗菌薬ロック療法（抗菌薬＋ウロキナーゼ＋ヘパリンでロック，起因菌が CNS の場合には有効）．
- トンネル感染を疑う場合は抗菌薬の投与を行い，改善がみられなければ抜去する．
- カテーテル血流感染症と診断したら，抜去後も抗菌薬投与を行う（CNS は 1 週間，黄色ブドウ球菌は 2 週間以上）．カンジダは，血液培養陰性化から抗真菌薬を 2 週間投与する．
- 再挿入は，血液培養陰性を複数回確認してから検討する．

4. 予 防

- カテーテル挿入時は高度無菌遮断予防策を厳守する．
- 刺入部の消毒には 0.5 % 以上のクロルヘキシジンアルコールを用いる（施設によっては 10 % ポビドンヨード）．

📖 解 説

- 抗菌薬ロックは，無菌操作が徹底されているにもかかわらず，複数回カテーテル感染の既往をもつ長期カテーテル留置患者で使用を検討する．バンコマイシン 2 〜 5 μg/mL の溶液でカテーテル内を満たす．近年では，ミノサイクリン＋エチレンジアミン四酢酸（EDTA）+25 % エタノールによるロック療法の試みも報告されている．
- ウロキナーゼは 6,000 単位 /mL の濃度に調整し，カテーテル内を満たす量（1 〜 3 mL）でロックする．カテーテルの再開通のみを目的とする場合は，1 〜 1.5 時間後に回収する．

2 末梢挿入型中心静脈カテーテル(PICC)による機械的静脈炎

● PICC挿入後から上腕の疼痛, 発赤, 腫脹, 熱感が出現することがあり, 機械的刺激による静脈炎と考えられている.

1. 特 徴

● PICC挿入後(翌日以降)に出現する.
● カテーテルの走行に沿って蜂窩織炎様の硬結を触れる.
● 刺入部の発赤は伴わないことが多い.

2. 診 断

● 血液培養陰性.
● PICC刺入部から上腕にカテーテルの走行に沿った発赤, 腫脹, 硬結, 熱感がある.

3. 対 応

● 38℃以上の高熱を伴わない, カテーテル血流感染を伴わない場合は, クーリング, アセトアミノフェン, 抗菌薬(セファゾリンなど)を投与して経過観察.
● 1週間程度で軽快することが多いが, 上腕全体の発赤, 硬結, 強い疼痛がある場合には抜去する.

4. 予 防

● エコー下で上腕の静脈から挿入することで頻度が低下するとされている.

❸ カテーテルの閉塞と静脈内血栓／fibrin sheath

1. 特　徴

- 静脈注射の際に抵抗がある，注射液が入らない（カテーテル閉塞）.
- 静脈注射または輸液中に刺入部から液が漏出する（静脈内血栓／fibrin sheath）.

🌀 解　説
- 静脈内血栓／fibrin sheath では，カテーテルに破損箇所はみつからない.
- 逆血による採血が可能な場合と不可能な場合がある.

2. 原　因

- PICC への血液の逆流
- 細い血管への PICC 挿入.
- 長期間の留置（6 か月以上の留置期間）.
- 化学療法（特に急性リンパ性白血病〈ALL〉の寛解導入療法など，凝固能異常が起こりやすい治療）.

3. 対　応

- 生食またはヘパリン加生食（100 単位 /mL）を 5 ～ 10 mL のシリンジでパルシングフラッシュする（耐圧式のカテーテルの場合には 2.5 mL などのシリンジでも静注可能）.
- ウロキナーゼロック（ウロキナーゼを 6,000 単位 /mL に調整し，カテーテル内を満たす量〈1 ～ 3 mL 程度〉でロックする）を行い，1 ～ 1.5 時間後に回収する.
- 静脈内血栓／fibrin sheath に対しては，抗がん薬漏出のリスクがあるため，速やかに抜去する.抜去の際に抵抗を感じる場合には，ゆっくり慎重に行う.抜去したカテーテルに fibrin 塊が確認できることがある.
- 静脈内血栓／fibrin sheath は血管内に残ることが多いが，血栓塞栓症などの有害事象が起こることはまれである.

🌀 解　説
- パルシングフラッシュとは，カテーテルのなかに波動を起こし，カテーテル壁の洗浄効果を高める方法である.
  例）2 ～ 3 mL 注入→止める→ 2 ～ 3 mL 注入→止める→ 2 ～ 3 mL 注入

4. 予 防

- なるべく細いカテーテルを選択する(よりルーメンが少ないもの).
- 先端を上大静脈の下 1/3 に留置する.
- 逆流防止弁付きカテーテルやニードルレスコネクターを使用する.
- 逆血採血後は，5 〜 10 mL の生理食塩水でパルシングフラッシュを行う.

4 カテーテルの位置異常

- 挿入時の位置異常：PICC でも従来型 CVC でも内頸静脈，対側の腕頭静脈，腋窩静脈，右房内などに迷入することがある．挿入時の迷入は X 線透視下で挿入することで予防できる.
- 長期間の留置によりカテーテルが動き，位置異常が起こる．先端の位置異常により静脈壁の穿孔，心タンポナーデ，胸腔内出血，血栓形成による肺塞栓が起こりうる.

対 応

- 位置異常を疑ったら胸部 X 線で確認する.
- 先端が右房内に到達している場合には，数 cm 引き抜いて適正な位置に留置する(上大静脈の下 1/3 推奨).

MEMO

5 ▶ カテーテルの破損

PICC
- 体外での破損，補液の漏出が確認できる場合は，PICC を 1 ～ 2 cm 浅くして，別売りのリペアキットで修復が可能な場合がある．

皮下トンネルを用いるカテーテル(ヒックマンカテーテル，ブロビアックカテーテル)
- 体外での破損，補液の漏出が確認できる場合は，別売りのリペアキットで修復が可能な場合がある．
- トンネル内，皮下での破損が疑われる場合には切開，抜去が必要となる．

ポート
- 破損すると皮下での漏出が起こるため，切開，抜去が必要である．

6 ▶ カテーテル抜去時の注意点

- 体位は仰臥位またはトレンデンブルグ位(頭部低位)とする．坐位での抜去は厳禁である．
- 吸気終末から呼気時にカテーテルを抜去する．
- 抜去後の創部は 5 分以上圧迫する(抗血小板薬などの使用中は10 分以上)．
- 抜去部は密封性の高いドレッシング剤(オプサイト® など)で覆う．PICC の場合は翌日から入浴可能．
- 呼吸困難感の有無，呼吸回数，SpO₂ モニターなどで呼吸状態を確認する．
- 抜去したカテーテルが断裂，途中で切断されていないか確認する．

● 抜去に際してカテーテルが切断された場合は, 速やかに胸部 X線で体内に残存したカテーテルを確認する.
● 体内に残存カテーテルが確認された場合には, 心臓血管外科 医など心臓血管カテーテルの専門医に相談する. 内頸静脈か ら太めの sheath を入れて, バスケットカテーテルなどによる 摘出が必要となる.

参考文献

・岡　秀昭：感染症プラチナマニュアル 2020. メディカルサイエンスイ ンターナショナル社. 2020.
・大曲貴夫, 他(編)：がん患者の感染症診療マニュアル. 南山堂. 2008.
・井上善文：PICC 末梢挿入式中心静脈カテーテル管理の理論と実際. じ ほう. 2017.
・徳嶺譲芳(監)：必ずうまくいく !PICC. 羊土社. 2017.
・森兼啓太, 他：環境感染誌 2009；24：325-331.
・Loughran SC, et al.：JPEN J Parenter Enteral Nutr 1995；19：133-136.
・Raad I, et al.：Antimicrob Agents Chemother 2016；60：3426-3432.

[山本雅樹]

X L-アスパラギナーゼ(L-ASP)関連合併症

1 急性膵炎

1. ポイント

- 寛解導入時に多い傾向があるが,いつでも発症する可能性がある.
- 使用開始1か月間は特に注意が必要である.
- L-ASPによる急性膵炎発症リスクを増大させうる併用薬.
  シクロホスファミド, シタラビン,
  ピラルビシン, メルカプトプリン
- L-ASP投与中は,腹痛,悪心・嘔吐,背部痛などに注意する.
- 不機嫌,不活発,食欲不振,腹部膨満感,下痢,発熱,意識障害・意識消失,全身倦怠感も膵炎の症状である.
- 重症例では循環不全,呼吸不全,肝不全,腎不全,敗血症,多臓器不全へと進行し,致死的経過をとることがある.
- L-ASP投与後に膵炎を起こした場合は,以後の本剤の投与を中止する.

2. 急性膵炎を疑ったら

- 診断基準を参照する(表1)[1].
- バイタルサイン,呼吸循環のモニタリングを開始.
- 血中リパーゼ(困難な場合は血中アミラーゼ,膵型アミラーゼ)測定.
- 超音波による,膵腫大,膵周囲の炎症性変化の確認.超音波がうまく施行できなかった場合には,CTを行う.

表1 **診断基準**

1. 上腹部に急性腹痛発作と圧痛がある
2. 血中または尿中に膵酵素の上昇がある
3. 超音波,CTまたはMRIで膵に急性膵炎に伴う異常所見がある
上記3項目中2項目以上を満たし,他の膵疾患および急性腹症を除外したものを急性膵炎と診断する.ただし慢性膵炎の急性増悪は急性膵炎に含める

(厚生労働省難治性膵疾患に関する調査研究班:難治性膵疾患に関する研究班報告書. 2008 より)

3. 初期診療のポイント

- 乳酸リンゲル液など，細胞外液による輸液を十分に行う．
- 可能な症例には造影 CT を行う（表 2）[1]．
- 重症度判定を繰り返し行う（表 2）[1]．
- 重症例は転送する．
- 疼痛コントロールを行う（表 3）．
- 重症急性膵炎では，発症後 72 時間以内に広域にスペクトラムの抗菌薬の予防的投与を行う．
- 腸蠕動がなくても，診断後 48 時間以内に経空腸栄養を少量から開始する．

表 2　重症度判定基準

①予後因子（各 1 点）

- Base Excess ≦ − 3 mEq/L　またはショック
- PaO_2 ≦ 60 mmHg（room air），または呼吸不全（人工呼吸管理が必要）
- BUN ≧ 40 mg/dL（or Cr ≧ 2 mg/dL），または乏尿
- LDH ≧基準値上限の 2 倍
- 血小板数≦ 10 万 /mm³
- 総 Ca ≦ 7.5 mg/dL
- CRP ≧ 15 mg/dL
- SIRS 診断基準における陽性項目数≧ 3
- 年齢≧ 70 歳
  - *小児 SIRS 診断基準項目：1．体温：深部体温＞ 38.5 ℃または＜ 36 ℃，2．心拍数：頻脈あるいは徐脈（徐脈については 1 歳未満のみ対象），3．呼吸数：平均呼吸数＞年齢別の正常域の 2SD または急速な人工呼吸管理が必要，4．白血球数：年齢別の正常域より上昇もしくは低下（化学療法による低下は除く）または＞ 10 ％未熟好中球

②造影 CT Grade

(i) 炎症の膵外進展度
  - 前腎傍腔（0 点）
  - 結腸間膜根部（1 点）
  - 腎下極以遠（2 点）

(ii) 膵の造影不良域
  膵を便宜的に 3 つの区域（膵頭部，膵体部，膵尾部）に分け判定する．
  - 各区域に限局している場合，または膵の周囲のみの場合（0 点）
  - 2 つの区域にかかる場合（1 点）
  - 2 つの区域全体を占める，またはそれ以上の場合（2 点）

(i)（ii）の合計スコア
1 点以下	Grade 1
2 点	Grade 2
3 点以上	Grade 3

③重症の判定

①予後因子スコアが 3 点以上，または②造影 CT Grade 2 以上の場合は重症とする．

（厚生労働省難治性膵疾患に関する調査研究班：難治性膵疾患に関する研究班報告書．2008 より）

各論

X

l-アスパラギナーゼ（L-ASP）関連合併症

表3 **鎮痛薬**

	一般名	投与方法	投与量
オピオイド	ブプレノルフィン	静注	0.4 〜 0.8 μg/kg
非麻薬性鎮痛薬	ペンタゾシン	静注・筋注	0.3 〜 0.5 mg/kg
抗コリン薬	ブチルスコポラミン臭化物	静注・筋注	0.3 〜 0.4 mg/kg
	硫酸アトロピン	静注・筋注	10 〜 20 μg/kg
痙縮寛解薬	フロプロピオン	経口	2 〜 4 mg/kg/ 日　分3

（JACLS 支持療法小委員会作成）

表4 **飲水・食事開始のポイント**

自覚症状の消失		腹痛の消失，空腹感の出現
他覚症状の消失		圧痛の消失，腸蠕動音の確認
血液検査		血中アミラーゼリパーゼ値≦正常上限の 2 倍
画像所見	単純 X 線写真	麻痺性イレウス像(−)
	CT，US	膵・膵周囲の炎症鎮静化

（JACLS 支持療法小委員会作成）

🏮 解 説

● 発症後 48 時間以内は十分な輸液とモニタリングを行い，血圧と尿量の維持に努める．

● 初期輸液として，細胞外液(乳酸リンゲル液など)を用いることを推奨する．

● ショックまたは脱水状態の患者に対し，短時間の急速輸液を行うことは有用である．ただし，過剰輸液とならないように十分に注意する．脱水状態でない患者には，十分な輸液とともにモニタリングを厳重に行う．

● 血圧と尿量が確保されたら，急速輸液を終了し輸液速度を下げることを推奨する．

● 急性膵炎診断時，診断から 24 時間以内，および，24 〜 48 時間の各々の時間帯で，重症度を繰り返し評価する．

● 軽症急性膵炎に対する経鼻胃管の膵炎病態改善効果は認められない．

● 軽症例では，中心静脈栄養を行うことは推奨されない．重症例でも，完全静脈栄養(経口または経腸栄養を併施しない)は可能な限り回避すべきである．

● 経腸栄養は重症例においては，栄養補給経路としての意味以上に感染予防策としての意義が重要である．腸管合併症のない重症例に適応があり，実施すべきである．原則として，Treitz 靭帯を越えて空腸まで挿入した経腸栄養チューブを用いることが推奨される．ただし，空腸に経腸栄養チューブが挿入できない場合には，十二指腸内や胃内に栄養剤を投与してもよい．

- 経腸栄養剤としては消化態栄養剤, 半消化態栄養剤, 成分栄養剤のいずれかを選択する.
- 急性膵炎後の経口摂取再開により膵炎が再燃する場合があることから, 食事再開時期の決定は重要である(表4).
- 急性膵炎に対する, 蛋白分解酵素阻害薬(ガベキサートメシル酸)の経静脈的投与による生命予後や合併症発生に対する明らかな改善効果は証明されていない. 重症例に対する大量持続点滴静注の効果については, さらなる検討が必要である.
- 膵局所動注療法は, 重症急性膵炎または急性壊死性膵炎の膵感染率低下, 死亡率低下において有効性を示す報告があるが有用性は確立されていない.
- ヒスタミン H_2 受容体拮抗薬には, 急性膵炎に対する直接的な有効性は認められない. 膵炎合併症発生率は改善せず, 疼痛の持続期間を増悪させる恐れがあるため, 消化管出血のリスク等がなければ使用すべきではない.
- 十分な初期輸液にもかかわらず, 循環動態が安定せず, 利尿の得られない重症例や腹部コンパートメント症候群合併例に対しては, 持続的血液濾過(CHF)/持続的血液濾過透析(CHDF)を導入すべきである. なお, ルーチンでの使用は推奨されない.

2 凝固異常

- L-ASP は, アンチトロンビン(antithrombin：AT)やフィブリノゲンといった凝固関連蛋白を低下させる.
- その結果, 中枢神経系や中心静脈カテーテル関連の静脈血栓症が発生することがある(「各論 IX 中心静脈カテーテル(CVC)の合併症」〈→ p.87〉, 「各論 XIV 神経毒性」〈→ p.105〉参照).
- AT 活性を定期的に測定し, 70 % 以下のときは AT 製剤の補充を考慮する(保険適応外).
- 血栓症を発症した例では, 以後 L-ASP を投与する際に低分子ヘパリンの予防投与(保険適応外)を行う(表5).

📖 解説
- 中枢神経の血栓症は主として脳静脈洞に生じ, 静脈性脳梗塞を伴うことがある. 10 歳以上で発症率が上がる. 症状は頭痛, けいれん, 嘔吐, 麻痺などである.
- 脳静脈洞血栓症の診断には頭部 MRI/MRA が有用である. 症候性の場合には L-ASP を中断し, 低分子ヘパリン(保険適応外)による抗凝固療法を行う.

各

X

L‐アスパラギナーゼ（L-ASP）関連合併症

- AT 欠損症，プロテイン C 欠損症，プロテイン S 欠損症などの先天性血栓性素因があると血栓症発症リスクが上がるとされている．40 歳未満で生じる若年性血栓症の家族歴があれば，治療前に AT 活性，プロテイン C 活性，遊離型プロテイン S を測定し，L-ASP 投与中の低分子ヘパリン予防投与を考慮する（保険適応外）．
- AT 製剤を 1 単位 /kg 投与すると，AT 活性は 1 ％上昇する．
- 現在，低フィブリノゲン血症に対して FFP を補充する意義はないと考えられている．

表5 **L-ASP 血栓症を起こした症例に対する L-ASP 再投与の指針**

(1) L-ASP 関連血栓症をきたした症例に L-ASP の再投与を行う際には，L-ASP 開始 1 日前から投与終了 1 週間後(PEG- アスパラギナーゼでは 2 週間後)まで，ダルテパリンの持続点滴を行う．
(2) 髄腔内注射を含む治療の場合は，髄腔内注射の 24 時間前から髄腔内注射終了 6 時間後までダルテパリンを中断する．
(3) ダルテパリン使用時の凝固系モニタリングについては一定の指針が存在せず，特に指定しない．
(4) 出血性の有害事象が生じた場合は，ダルテパリンを適宜減量・中止する．

（JACLS 支持療法小委員会作成）

3 その他の副作用

過敏反応
- L-ASP は大腸菌由来の異種蛋白質であり，アナフィラキシーを含めた過敏反応をきたすことがある．
- 本剤の投与時は静脈路を確保し，投与後は厳重な観察を行う．
- アナフィラキシーをきたした場合は，L-ASP なしのプロトコールに変更する．

耐糖能異常（「各論 XVI　高血糖」〈→ p.113〉参照）

高中性脂肪血症
- 定期的に中性脂肪を測定し，重度の場合はプロトコールの規定に従って L-ASP の投与法を変更する．
- 必要に応じて絶食やフィブラート系薬剤で対応する．

高アンモニア血症
- 症候性でなければ経過観察とする．症候性の場合は L- グルタミン酸 L- アルギニン（アルギメート®）を投与する．

肝機能障害
- 高ビリルビン血症を伴う脂肪性肝炎をきたすことがある．プロトコールの規定に従って L-ASP を中断する．

🕮 解 説
過敏反応

- 点滴静注より筋注のほうが，即時型症状が出現しにくいとされている．

- 軽度な即時型症状にとどまる場合は，ステロイドや抗ヒスタミン薬を先行投与したうえで L-ASP を継続してよい．

- 即時型症状がなくても，ASP に対する中和抗体が出現して L-ASP の効果が減弱する silent inactivation をきたすことがある．

- 海外では，L-ASP でアナフィラキシーや silent inactivation をきたした場合には，*Erwinia chrysanthemi* 由来の ASP 製剤（国内未承認）への変更が行われている．

文 献

1）厚生労働省難治性膵疾患に関する調査研究班：難治性膵疾患に関する研究班報告書．2008.

参考文献

・急性膵炎診療ガイドライン 2015 改訂出版委員会編：急性膵炎診療ガイドライン 2015. 第 4 版．金原出版，2015.
http://www.suizou.org/APCGL2010/APCGL2015.pdf
・Wolthers BO, et al.：Lancet Oncol 2017；18：1238-1248.
・日本小児血液・がん学会（編）：小児白血病・リンパ腫診療ガイドライン 2016 年版．金原出版，2016.
・Hijiya N, et al.：Leuk Lymphoma 2016；57：748-757.
・小川千登世：日小血会誌 2010；24：14-24.
・Cook J, et al.：Curr Hematol Malign Rep 2020；15：276-293.

[今井　剛，大曽根眞也]

各論

X

L-アスパラギナーゼ（L-ASP）関連合併症

XI メトトレキサート(MTX)大量療法

1 開始基準

- 血清クレアチニン値が年齢別正常範囲かつ上昇傾向でない.
- D-Bil < 1.5 mg/dL
- 胸水, 腹水などの水分貯留がない.

2 投与前準備

- MTX 投与開始 3 時間前までに 3,000 mL/m²/ 日の補液スタート.
- アセタゾラミドによる利尿促進.
- 尿のアルカリ化(尿 pH ≧ 7.0 を維持).

3 MTX 排泄遅延や重篤な副作用発現にかかわる薬剤等の中止, 回避

- 非ステロイド性抗炎症薬(NSAIDs)
- 抗菌薬
  アモキシシリン, ピペラシリン,
  タゾバクタム・ピペラシリン,
  シプロフロキサシン,
  バンコマイシン
- ST 合剤(MTX 投与の 6 日前から必ず中止)
- プロトンポンプ阻害薬
- 尿を酸性化する薬剤など
  フロセミド, エタクリン酸,
  サイアザイド系利尿薬, コーラ飲用(尿 pH を 6 付近まで低下させる)[1]

4 MTX 投与開始後の血中濃度基準値

投与開始後時間	目標血中濃度
24 時間	≦ 15 μM
42 時間	≦ 1 μM
48 時間	≦ 0.4 μM
66 時間	≦ 0.25 μM

注：この基準値は一例であり，MTX の投与法によって基準値は変動します．各プロトコールに定められた基準値をご参照ください．

（JACLS 支持療法小委員会作成）

5 投与中の注意点

- ●ホリナートカルシウムの増量投与や救援投与の延長（プロトコールに則る）．
- ●MTX 排泄遅延の可能性を考慮すべき症状および検査所見．
  急な下痢，激しい嘔吐，血清 Cr 上昇，重度肝障害や急性腎不全

文 献

1) Bauters T, et al. : Leuk Lymphoma 2013；54：1094-1096.

[今井　剛]

XII 心毒性

▶ ポイント

原 因
● おもにアントラサイクリン系(「総論 III-2 アントラサイクリン系」〈→ p.13〉参照)とシクロホスファミド(120 mg/kg 以上の大量投与時).
● チロシンキナーゼ阻害薬や三酸化ヒ素といった新規薬剤による心毒性にも注意.

症 状
● 急性型:投与中〜直後に出現する急性心不全や不整脈,伝導障害.
● 慢性型:年余にわたり進行・持続するうっ血性心不全. 晩期合併症として問題となる.

評 価
● アントラサイクリン系をはじめ心毒性をきたす薬剤を用いる際には,治療開始前と治療中〜後に,定期的な心機能評価を行う.

⊛ 解説

● アントラサイクリン系では,心毒性をドキソルビシン(アドリアマイシン)の投与量で換算して評価する(表)[1].
● ドキソルビシン換算で総投与量が 300 〜 400 mg/m² 以上になると心毒性が増す.しかし,より少量でも晩期合併症として心毒性が出現することがある.
● 縦隔への放射線照射を併用した例,5 歳未満でアントラサイクリン系を使用した例は,心毒性のリスクが大きくなる.
● 最近用いられるようになった薬剤による心毒性として,ダサチニブによる肺高血圧,ダサチニブ,ニロチニブ,三酸化ヒ素による QT 延長,ポナチニブによる心筋虚血がある.
● 心機能の評価として,心電図(QT 延長,T 波逆転・平定化,上室性頻脈,心房性・心室性期外収縮の有無),心エコー(SF, EF など),血中の BNP(NT-proBNP)やトロポニン測定を行う.
● 抗がん治療を受ける患者における心血管毒性を扱う,腫瘍循環器学(Onco-cardiology)という領域が確立しつつある.循環器専門医との連携が重要である.

表 アントラサイクリン系の心毒性換算表

薬剤名	心毒性の換算係数
ドキソルビシン	1
ダウノルビシン	0.5*
イダルビシン	5
ミトキサントロン	4
ピラルビシン	0.6
エピルビシン	0.67

＊：ダウノルビシンの換算係数は，2018 年に発表された Children's Oncology
Group の Long-term Follow-up Guidelines Version 5.0 において，それ
までの 0.83 から 0.5 に変更された
（JPLSG 長期フォローアップ委員会　長期フォローアップガイドライン作成ワーキ
ンググループ〈編〉：小児がん治療後の長期フォローアップガイドライン．医薬
ジャーナル社．2013 より改変）

文　献

1）JPLSG 長期フォローアップ委員会　長期フォローアップガイドライン
作成ワーキンググループ（編）：小児がん治療後の長期フォローアップ
ガイドライン．医薬ジャーナル社．2013.

参考文献

・Chow EJ, et al.：Cardiovasc Res 2019；115：922-934.

[大曽根眞也]

各
論

XII

心
毒
性

XIII 便秘・麻痺性イレウス

➡ ポイント

- ビンカアルカロイド系(「総論 III-1　ビンカアルカロイド系」〈→ p.13〉参照), オピオイド(「各論 XXI　疼痛の管理」〈→ p.121〉参照)で出現しやすい.
- まず下剤の使用, 腹部を温める, 腹部のマッサージ, 可能な範囲で身体活動を維持・促進する, 食物繊維や水分の摂取, などの保存的管理を行う.
- 浣腸は, 好中球減少時には血流感染症のリスクがあるため避ける.
- 麻痺性イレウスをきたした場合は, 絶食, 補液, 電解質補正, 必要に応じて胃管やイレウス管の挿入を行う.

🔖 解説

- ビンカアルカロイド系使用の際, 幼若児では特に注意が必要.
- ビンクリスチンをイトラコナゾールと併用すると, 麻痺性イレウスを含めた神経毒性が強く出現するため, 両者の併用は避ける.
- オピオイドを使用する際には, 下剤を予防的に併用する. 成人のオピオイド誘発性便秘症では, ナルデメジンが用いられる.
- 下剤として浸透圧下剤(酸化マグネシウム, ラクツロース, ポリエチレングリコールなど), 大腸刺激性下剤(ピコスルファートなど), いずれも用いられる.
- 腸管蠕動促進薬として以下のものがある.
  ・パントテン酸:1 ~ 10 mg/kg/ 日　分 1 ~ 3(成人:500 mg iv × 4)
  ・プロスタグランジン $F_{2\alpha}$:1 回 20 ~ 40 mg/kg, 1 日 1 ~ 2 回, 1 回 2 時間で点滴静注. 緑内障, 心疾患, 喘息患者には要注意

参考文献

・Diezi M, et al.:J Pediatr Hematol Oncol 2010;32:e126-e130.
・Pana ZD, et al.:Pediatr Blood Cancer 2011;57:30-35.
・日本緩和医療学会(編):がん患者の消化器症状の緩和に関するガイドライン　2017 年版. 金原出版, 2017.

[大曽根眞也]

XIV 神経毒性

1 中枢神経障害

- ●小児がん患者の治療中に頭痛, けいれん, 意識障害などの中枢神経症状が出現した場合, ①治療の合併症によるもの, ②がんの中枢神経浸潤や転移によるもの, の鑑別を要する.
- ●中枢神経毒性をもつ抗がん薬として, メトトレキサート(MTX)(大量投与時や髄注), シタラビン(大量投与時), イホスファミド, ブスルファン, ブリナツモマブがある.
- ●L-アスパラギナーゼ(L-ASP)やデキサメタゾン大量投与の際には, 凝固亢進によって脳静脈洞の血栓症をきたすことがある.
- ●全身管理, 抗てんかん薬などの対症療法を行いながら, 速やかに原因の究明を行う. 状態が許せば, 頭部 MRI が診断に有用である.

◎ 解説

a. 治療薬による中枢神経合併症

1) Posterior reversible encephalopathy syndrome (PRES)

- ●高血圧, 抗がん薬や免疫抑制薬による血管内皮障害による, 脳の血管性浮腫.
- ●頭痛や倦怠感で発症し, 時にけいれん(偏視, 異常眼球運動, 幻視. 時に二次性全般化), 視覚異常, 意識障害, 嘔吐をきたす.
- ●頭部 MRI(FLAIR や T2 強調)で, 後頭葉優位に, 皮質や皮質下白質に高信号域(図 1).
- ●脳波検査は, non-convulsive なけいれんの同定に有用.
- ●可能な限り原因薬剤を除去し, 抗てんかん薬や降圧薬などの支持療法を行う.
- ●大半は 1 週間以内に軽快し, 予後は良好である.

2) メトトレキサートの中枢神経毒性

i) 急性

- ●化学的髄膜炎:髄注のあとから 3 日間ほど, 頭痛, 項部硬直, 発熱, 悪心・嘔吐をきたすことがある.

ii) 亜急性

① stroke-like syndrome

- MTX の大量療法や髄注の数日後〜 2 週間以内に生じる.
- 一過性の片麻痺, 構音障害, 片側性感覚障害, けいれんをきたす. 短時間で症状の消長(wax and wane)や麻痺側の移動を示す.
- 頭部 MRI の拡散強調像で半卵円中心(centrum semiovale)の拡散低下を認める(図 2).
- 発症から 5 日以内に自然治癒する. MTX の再投与は可能とされている.

②横断性脊髄炎
- 脱髄によって生じる.
- 背部痛や下肢痛ではじまり, 運動・感覚障害, 直腸膀胱障害をきたす.
- 髄液検査で蛋白上昇, 脊髄 MRI で側索や後索の T2 強調高信号や造影効果を認める.
- 不可逆性となりうる.

iii) 慢性
- 白質脳症. 無症候性のことが多いが, 頭部 MRI では 20 % の頻度で認める.
- 晩期合併症としての認知機能障害, 記憶障害, 集中力減退につながる可能性がある.

3) そのほかの抗がん薬による中枢神経毒性

i) シタラビン
- 大量投与時に, 一過性の小脳失調や傾眠をきたすことがある.

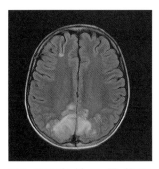

図1 PRES 症 例 の 頭 部 MRI (FLAIR) 画像
両側後頭葉に高信号域を認める.
(札幌医科大学小児科 山本雅樹先生よりご提供)

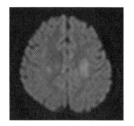

図2 MTX による stroke-like syndrome 発症時の頭部 MRI 拡散強調像
左側優位に半卵円中心の拡散低下を認める.

ii) イホスファミド

- 急性脳症をきたすことがある．昏迷，傾眠，記憶障害，失見当識，けいれんなどが，投与中～投与直後に生じる．
- 自然に軽快することが多い．治療薬としてメチレンブルーが用いられる（保険適応外．成人では 50 mg/ 回を 4 ～ 8 時間ごと）．

iii) ブスルファン

- 連続投与時，投与 3 ～ 4 日目に 10 ％の頻度でけいれんを生じる．
- ブスルファンの投与前日から投与終了翌日まで，抗てんかん薬（クロナゼパム，レベチラセタムなど）の投与を行うことによって予防が可能である（保険適応外）．

iv) ブリナツモマブ

- 半数程度の症例で，投与中に頭痛，眠気，昏迷，振戦などの神経症状を認める．
- 予防としてデキサメタゾンの前投与を行う．
- 神経症状の出現時にはブリナツモマブを中断する．

v) ネララビン

- 傾眠，意識障害，けいれんを認めることがある．
- 有害事象共通用語基準（CTCAE，〈→ p.21〉参照）で grade 2 以上の神経症状を認めた場合は，投与を中止する．

b. 中枢神経血栓症

- L- アスパラギナーゼやデキサメタゾン大量投与の際に生じる（「各論 X L- アスパラギナーゼ（L-ASP）関連合併症」〈→ p.94〉参照）．

c. 頭蓋内出血

- 急性前骨髄球性白血病（APL）は線溶優位の播種性血管内凝固症候群（DIC）を併発し，頭蓋内出血をきたすことがある．
- 著しい白血球増多を伴う急性骨髄性白血病（AML）では，過粘稠による血流うっ滞のために出血を起こすことがある．

d. 原疾患の中枢神経浸潤

- 主として脳腫瘍（原発性，転移性），急性リンパ性白血病（ALL）で起こりうる．

e. 中枢神経感染症

- 細菌（髄膜脳炎），真菌（アスペルギルス等），ウイルス（HHV-6，CMV 等），トキソプラズマが原因となる．

❷ 末梢神経障害（CIPN）

● 小児がんの治療に用いられる抗がん薬のなかで末梢神経障害
（chemotherapy-induced peripheral neuropathy：CIPN）をきた
しやすいのは，ビンカアルカロイド系（特にビンクリスチ
ン），ネララビン，プラチナ製剤（シスプラチン）である．
● 有害事象共通用語基準（CTCAE，〈→ p.21〉参照）で grade 3
（ネララビンでは grade 2）以上の神経症状を認めた場合は，原
因となる抗がん薬の投与を中止する．

📖 解説

● ビンカアルカロイド系は左右対称で遠位優位の感覚障害（glove
and stocking 型），自律神経障害（「各論 XIII　便秘・麻痺性イレウス」
〈→ p.104〉参照），運動障害のいずれもきたしうる．
● ビンクリスチンの用量制限毒性は神経毒性であり，そのため最大
1 回投与量が 2 mg と規定されている．
● ビンクリスチンを投与する前には，Charcot-Marie-Tooth 病などの
遺伝性末梢神経疾患の既往歴や家族歴を確認すること（ビンクリ
スチンの投与によって Charcot-Marie-Tooth 病が顕在化したとの
報告がある）．
● ビンクリスチンをイトラコナゾールと併用すると，麻痺性イレウ
スを含めた神経毒性が強く出現するため，両者の併用は避ける．
● ネララビンは，しびれ，錯感覚，脱力，麻痺などの末梢神経障害
をきたすことがある．
● 抗がん薬による末梢神経障害の治療として，成人ではプレガバリ
ン，デュロキセチンが用いられる．ビタミン B_{12} は副作用がなく
使いやすいが，抗がん薬による末梢神経障害に対するエビデンス
はない．いずれも保険適応外である．

参考文献

・Cordelli DM, et al.：Front Pediatr 2017；5：105.
　doi.org/10.3389/fped.2017.00105
・Okabe T, et al.：Insights Imaging 2018；9：313-324.
・日本がんサポーティブケア学会（編）：がん薬物療法に伴う末梢神経障害
　マネジメントの手引き　2017 年版．金原出版，2017.
・Bjornard KL, et al.：Lancet Child Adolesc Health 2018；2：744-754.

[大曽根眞也]

XV 消化管粘膜障害

1 口腔粘膜障害

1. 口腔粘膜炎をおこしやすい抗がん薬

アルキル化薬	シクロホスファミド, イホスファミド, メルファラン, ブスルファン, チオテパ
代謝拮抗薬	シタラビン, メトトレキサート
アントラサイクリン系	ドキソルビシン, ダウノルビシン, イダルビシン, ミトキサントロン, ピラルビシン
抗腫瘍性抗菌薬	アクチノマイシンD, ブレオマイシン
トポイソメラーゼ阻害薬	エトポシド, イリノテカン
タキサン系	ドセタキセル, パクリタキセル
プラチナ製剤	シスプラチン, カルボプラチン
分子標的薬	エベロリムス

(JACLS 支持療法小委員会作成)

2. 発症予防

- ●ブラッシング:1日2〜4回, 毎食後と眠前に行う.
  歯ブラシは小さめのヘッド, ナイロン毛が推奨される.
  口腔内の状況に応じてスポンジブラシや綿棒などに変更する.
- ●含嗽:口腔内の保湿と保湿を目的に, 水や生理食塩水で1日
  4回以上(数時間ごとに)行う. アルコールフリーの含嗽剤などを用いてもよい(表).
- ●その他:口腔内の保湿やデンタルフロス(歯間ブラシ)を用いての歯垢除去.
  ジュースや菓子類は齲蝕(むし歯)を引き起こしやすいため,
  飲食物の選択には注意する.

◎ 解 説

- ●小児がん治療において, 口腔粘膜障害の発症を予防するために口腔ケアは重要である.
  口腔ケアの意義は, おもに以下の2点である.
  - ①口腔内の常在細菌叢をコントロールすることで, 口腔内からの感染症を予防する
  - ②口腔粘膜の保湿は粘膜のバリア機能を保持し, 物理的刺激による疼痛を軽減する

- 小児がん治療開始前に歯科診察を受け，適切な口腔衛生指導を受け，齲蝕や動揺歯の有無など口腔内の状態を把握しておく．
- 可能な施設では，入院中は歯科による口腔ケアを継続して行う．
- 齲蝕の治療はがん治療までに完了することが望ましいが，即時に治療が困難な場合も，可能な限り早期に歯科処置を受ける．

表　含嗽薬処方例

抗炎症作用	アズレン含嗽薬	アズレンスルホン酸ナトリウム水和物として 20 〜 30 mg
鎮痛作用	4 ％リドカイン液	5 〜 10 mL
保湿作用	グリセリン	60 mL
	滅菌精製水	500 mL

用途に応じて薬剤を組み合わせる．
（JACLS 支持療法小委員会作成）

3. 治　療

鎮痛薬	アセトアミノフェン オピオイド
口腔粘膜保護薬	局所管理ハイドロゲル創傷被覆・保護材※
口腔用ステロイド	軟膏：デキサメタゾン 噴霧薬：サルコート®カプセル 内服薬（溶液として含嗽に用いる）：デキサメタゾン，ベタメタゾン

※：歯科医師のみ処方可能
（JACLS 支持療法小委員会作成）

📖 解 説

- 口内炎発症後も含嗽による保湿は有効である．鎮痛薬を混じることで疼痛の軽減をはかる．
- 同種移植後，GVHD 症状としての口腔粘膜障害に対しては，口腔用ステロイド外用薬を用いる．

2 下 痢

1. 下痢を引き起こしやすい抗がん薬

- メトトレキサート，シタラビン，シクロホスファミド，アントラサイクリン系，タキサン系，イリノテカン

2. 重症度評価 [1]

Grade 1	ベースラインと比べて＜ 4 回 / 日の排便回数増加 ベースラインと比べて人工肛門からの排泄量が軽度増加
Grade 2	ベースラインと比べて 4 〜 6 回 / 日の排便回数増加 ベースラインと比べて人工肛門からの排泄量の中等度増加 身の回り以外の日常生活動作の制限
Grade 3	ベースラインと比べて 7 回以上 / 日の排便回数増加 入院を要する ベースラインと比べて人工肛門からの排泄量の高度増加 身の回りの日常生活動作の制限
Grade 4	生命を脅かす 緊急処置を要する
Grade 5	死亡

（JCOG：有害事象共通用語規準 v5.0 日本語訳 JCOG 版．2019 より引用．改変
JCOG ホームページ　http://www.jcog.jp）

3. 治　療

薬　剤	解　説
抗コリン薬	コリン作動性下痢（化学療法後 24 時間以内の早期に起こる）に有効
ロペラミド	投与量：1 日 0.02 〜 0.04 mg/kg を 2 〜 3 回に分割し内服 生後 6 か月未満の乳児への使用は禁忌 生後 6 か月〜 2 歳未満の乳幼児への使用は原則禁忌
半夏瀉心湯	投与量：成人には 7.5 g/ 日 分3 イリノテカン投与の 3 日以上前から投与することで下痢発症抑制効果があるとされる
整腸剤	好中球減少期の投与は避ける

（JACLS 支持療法小委員会作成）

- ●脱水や電解質異常を合併する場合は，適切な輸液により補正する．
- ●腹痛が強い場合はオピオイドを考慮する．オピオイドの副作用の一つである便秘が下痢を抑制しうる．

4. 食　事

- ●消化のよいものを摂取し，刺激の強い食品や蠕動を亢進させる食物は避ける．
  避けた方がよいもの：香辛料，カフェイン，繊維や脂肪を多く含む食品など

🔰 解　説
- ●化学療法誘発下痢では，高度脱水，電解質異常，腎不全，循環不

全をきたしうる.

- 発熱性好中球減少症や敗血症を合併することも多く,致死的となりうるため注意が必要である.
- 抗菌薬投与中に下痢が悪化した場合は,クロストリディオイデス（クロストリジウム）・ディフィシル腸炎の可能性を考え,糞便検体での抗原および毒素検査を実施する.

文　献

1) JCOG：害事象共通用語規準 v5.0 日本語訳 JCOG 版,2019.
http://www.jcog.jp

参考文献

・日本がんサポーティブケア学会,他：がん治療に伴う粘膜障害マネジメントの手引き.金原出版,2020.
・Hong CHL, et al.: Support Care Cancer 2019；27：3949-3967.
・Ariyawardana A, et al. Support Care Cancer 2019；27：3985-3995.
・吉田衣里,他：日本小児血液・がん学会雑誌 2018；55：235-238.
・佐々木康成：小児保健研究 2016；75：740-744.
・相羽惠介,他：日本臨牀 2015；73：355-359.
・神田橋宏治,他：癌と化学療法 2006；33：24-28.
・鶴田敏久：薬局 2017；68：3430-3436.

［辻本　弘］

XVI 高血糖

ポイント

　ステロイド（プレドニゾロン，デキサメタゾン），L-アスパラギナーゼ（L-ASP）投与時，および高カロリー輸液投与開始初期などにみられる.

- 上記薬剤を投与する際は血糖チェックを怠らず，血糖値≧200 mg/dL を繰り返すときに治療を開始する.
- 緊急時は，即効型インスリン 0.05 〜 0.1 U/kg/ 時の持続静注投与を行う. 血糖値が 250 mg/dL 程度になれば，インスリン投与量を減量する.
- 尿ケトン，血液ガスの評価も必ず行い，治療方針を決定する.
  ・尿ケトン（−）：ステロイドは半量，L-ASP は規定量のまま
  ・尿ケトン（＋）：ステロイド，L-ASP ともに中断し，ケトアシドーシスの補正を行う. 改善後のステロイドは半量で，L-ASP は規定量で，それぞれ再開する.
- 血糖≧ 300 mg/dL が持続の場合はインスリンの併用も行う.
- 輸液時の高血糖に対しては，糖投与量の減量，もしくはインスリン（ブドウ糖 10 g に対し即効型インスリン 0.6 〜 1 U）を輸液バッグに添加する.

参考文献

・国際小児思春期糖尿病学会：日児会誌 2008；112：112-128.
・Grimes A, et al.：J Natl Cancer Inst Monogr 2019；54：132-138.

[今井　剛]

各論
XVI

高血糖

XVII 電解質異常

1 抗利尿ホルモン不適切分泌症候群 (SIADH)

- ●脱水や浮腫を認めない低ナトリウム血症 (< 135 mEq/L).
- ●原因薬剤：シクロホスファミド，ビンクリスチン，シスプラチンなど[1].
- ●症状：軽症の場合は無症状だが，低ナトリウム血症が高度かつ急速に進行すると，けいれんや昏睡などの中枢神経症状が出現.
- ●診断：血漿浸透圧の低下 (< 280 mOsm/kg)，尿浸透圧の上昇 (> 100 mOsm/kg)，尿中 Na の上昇 (U_{Na} > 20 mEq/L あるいは FE_{Na} > 2 %).
- ●鑑別診断：心不全，肝硬変，下痢・嘔吐，中枢性塩喪失症候群 (cerebral salt-wasting syndrome：CSWS) など．特に CSWS は循環血漿量減少がみられる点が SIADH (syndrome of innappriate secretion of antidiuretic hormone) と根本的に異なり，治療も全く異なるが，鑑別は難しいことも多い.
- ●治療：水分制限が基本[2]．これのみで脱水の進行なく低ナトリウムが改善することも多い.

🕮 解 説

- ●中枢神経疾患，肺炎なども原因となる.
- ●治療にも関わらずかえって増悪する場合，上述の CSWS の可能性がある.
- ●症候性の場合は，3 %NaCl やフロセミドを投与し，血清 Na の補正が適切なペース (24 時間で 10 mEq/L までの上昇) となるよう厳重にモニタリングする.

2 尿崩症

- ●中枢神経腫瘍 (特に視床下部に生じる胚細胞腫瘍や頭蓋咽頭腫) やランゲルハンス細胞組織球症 (LCH) で，中枢性尿崩症を併発することがある．脳腫瘍では外科治療後に発症することがあり，LCH では 15 %で尿崩症を合併する.
- ●症状：口渇，多飲，多尿 (夜間も数回，排尿で覚醒する).

- 診断と治療については内分泌専門医との連携が重要.
- 診断：まず尿比重が低く，尿浸透圧が血清浸透圧より低張であることを確認する．水制限試験は，多尿が明らかな場合は慎重に行う．そのあとにアルギニンバソプレシンを投与して，尿浸透圧が上昇することを確認する.
- 治療：デスモプレシン（DDAVP）の点鼻・静注・内服投与.

3 高カルシウム血症

- 小児がんでは急性リンパ性白血病（ALL）（例：t〈17;19〉〈q22;p13〉による *E2A-HLF* 融合遺伝子陽性例）や神経芽腫などの固形腫瘍で，まれに併発する.
- 症状：食欲低下，無力，便秘，多飲・多尿など.
- 血清 Ca が 12 mg/dL 以上の場合，高カルシウム血症としての対応が必要.
- 治療：Ca の補充を中止し，生理食塩水による大量補液を行う（ループ利尿薬を併用してもよい）．それでも改善しなければカルシトニン（有害事象が少なく即効性があるが，48 時間以上の連続使用で効果減弱），ビスホスホネート（ゾレドロン酸など，小児適応なし．Ca 降下作用は強いが最大効果発現に 2〜4 日要する）を用いる.

各論 XVII 電解質異常

文 献

1) Fisher MJ, et al.：Oncologic Emergencies. In：Pizzo PA et al.：Principles and Practice of Pediatric Oncology. 6th ed., Lippincott Williams & Wilkins, 2011：1125-1151.
2) Lim YJ, et al.：Pediatr Blood Cancer 2010；54：734-737.

参考文献

・間脳下垂体機能障害に関する調査研究班：日本内分泌学会雑誌 2019；95 supple：18-20.
・Di Iorgi N, et al.：Best Pract Res Clin Endocrinol Metab 2015；29：415-436.
・Kerdudo C, et al.：J Pediatr Hematol Oncol 2005；27：23-27.
・Sargent JTS, et al.：Br J Haematol 2010；149：465-477.

［金山拓誉］

XVIII 出血性膀胱炎

1 ポイント

- シクロホスファミド，イホスファミドによって生じる薬剤性が多い．
- 症状：頻尿，排尿時痛，血尿，残尿感，腹痛など．

🏮 解説

- これら薬剤の代謝産物であるアクロレインが膀胱内に貯留すると，膀胱粘膜障害をもたらし，出血をきたす．
- 免疫抑制期にはアデノウイルス，BK ウイルスなどによるウイルス性の出血性膀胱炎もあるが，造血細胞移植後以外ではまれであり，以下は薬剤性について述べる．

2 予防

- 出血性膀胱炎では，予防が最も大切である．
- 十分な輸液（例：3,000 mL/m²/日ペース，薬剤投与終了後 24 時間程度まで），利尿の確保．
- 輸液のみで尿量確保が難しい場合，フロセミドの静注．
- メスナの投与：投与開始前，4 時間後，8 時間後．
- テステープで尿潜血反応をチェックする．

🏮 解説

- メスナは，アクロレインに結合して，膀胱粘膜毒性を軽減する．イホスファミドの投与時は 20 % 量，シクロホスファミドの投与時は 40 % 量のメスナを静注する．
- シクロホスファミドに対するメスナは，造血細胞移植の前処置においてのみ保険適応がある．
- メスナによって尿ケトンがテステープで偽陽性になることがある．
- シクロホスファミドやイホスファミドを午前中に投与すれば，夜間にアクロレインが膀胱内に貯留しにくくなり，出血性膀胱炎の予防にもつながる．

3 治　療

- ●大量輸液：利尿を促進し，凝血塊による尿閉を防ぐ．
- ●出血傾向があれば，血小板輸血などで是正する．トラネキサム酸は凝血塊の形成を助長してしまうことがある．
- ●尿道カテーテル留置のうえで，膀胱洗浄を行う．
- ●膀胱鏡下での凝固止血を行う．

参考文献

・Decker DB, et al.：J Pediatr Urol 2009；5：254-264.

［金山拓誉］

各
論
XVIII

出血性膀胱炎

鼻出血の対処

ポイント

- まず家族・本人による鼻腔の有効な圧迫を行うことが重要. 坐位で顔を下に向けてもらい,指腹で鼻翼を外からしっかり圧迫する.

- 圧迫のみで止血困難な場合,1,000 〜 10,000 倍アドレナリン液(0.1 % アドレナリン液を生食で 1 〜 10 倍希釈)に浸した綿球あるいは細長いガーゼを鼻腔につめて圧迫する. 止血後すぐに除去すると再出血することもある.

- これで止血しないとき(特に血小板減少時)は,綿球や細長いガーゼ数枚(これらも,0.1 % アドレナリン液に浸してもよい)に抗菌薬軟膏(ゲンタマイシン・テトラサイクリンなど)を塗り,鼻腔の奥深くまで耳鼻科用ピンセットで詰めていく. 酸化セルロース(サージセル®,保険適応外)や,ゼラチンスポンジ(スポンゼル®)などの吸収性素材も有用である. Kiesselbach 部位からの出血であれば,これで止血できる場合が多い.

- これでもなお止血しないとき(特に後鼻孔からの出血の場合)は,耳鼻科医に相談し Bellocq タンポンや焼灼術などの処置を依頼する.

[金山拓誉]

XX リハビリテーション

▶ ポイント

- ●小児がん患者は，原疾患患そのものの影響や治療による有害事象，長期入院に伴う活動の制限によって，日常生活動作(activity of daily living：ADL)が低下しやすい．
- ●年齢，がんの種類や病状，治療の状況に応じて，早期からリハビリテーション部門の専門家に相談し，外科系の診療科や看護師とも連携してリハビリテーションを行う．
- ●ADL が低下した状態で退院する場合には，復学などの社会復帰が円滑に進むよう，多職種がかかわって家庭や学校と綿密に協議し，ADL に応じた環境を整備する．

🔖 解説

- ●ここでは，入院治療中に行うリハビリテーションに限定して概説する．
- ●リハビリテーションの強度は，治療による骨髄抑制(貧血，血小板減少)の程度にあわせて調節する．
- ●患児がリハビリテーションを継続できるよう，年齢や患児の性格にあわせて遊びやご褒美を取り入れるなどの工夫，体調が不良なときは無理をしないなどの配慮が必要である．

a. 脳腫瘍

- ●病変の発生部位や大きさ，治療内容に応じて，運動障害，感覚障害，高次脳機能障害，摂食・嚥下障害，精神症状など，様々な症状が出現する．
- ●運動障害：リハビリテーションの効果が期待できる．術後早期から行う．
- ●言語障害：音声言語訓練，代替手段による非言語的コミュニケーションの併用を行う．
- ●嚥下障害：嚥下訓練，嚥下機能に応じた食形態や食具の選択，姿勢や介助の指導を行う．

b. 骨軟部腫瘍

- ●四肢原発例：健側を用いて ADL を維持できるよう，術前からリハビリテーションで介入する．術後は，術式，疼痛，創部の状態に応じて，可動域訓練や荷重訓練を行う．
- ●頭頸部原発例：治療によって摂食・嚥下障害や音声言語障害をき

たすと考えられる場合，摂食嚥下療法や音声言語訓練を検討する．

c. 造血器腫瘍，造血細胞移植，小児がん全般

●運動量の低下による廃用症候群の予防や治療として，また薬剤による神経障害に対して，リハビリテーションを行う．

参考文献

・日本リハビリテーション医学会 がんのリハビリテーション診療ガイドライン改訂委員会(編)：がんのリハビリテーション診療ガイドライン，第2版，金原出版，2019.
・井口陽子，他：総合リハ 2019；47：1059-1064.
・廣瀬 毅，他：総合リハ 2019；47：1065-1071.
・温井めぐみ，他：総合リハ 2019；47：1073-1078.
・Rustler V, et al.：Pediatr Blood Cancer 2017；64：e26567.

[大曽根眞也]

XXI 疼痛の管理

1 小児がんに伴う疼痛の種類

- ●腫瘍自体による疼痛:腫瘍の増大,浸潤.
- ●処置による疼痛:骨髄穿刺,腰椎穿刺など.
- ●治療に伴う疼痛:化学療法による神経障害や粘膜障害,術後痛,放射線障害など.
- ●腫瘍に関連した疼痛:リンパ浮腫,病的骨折,帯状疱疹など.

解 説

- ●ここでは,「腫瘍自体による疼痛」の管理について述べる.

2 疼痛の病態生理に基づく分類

- ●**侵害受容性疼痛**:組織の損傷などにより,侵害受容器が刺激を受けるために生じる疼痛.
  - ・内臓痛:肝臓,腎臓などの固形臓器の被膜の進展,消化管などの管腔内圧の上昇などによる疼痛
  - ・体性痛:体表面(皮膚,口腔粘膜,鼻腔,尿道,肛門など)や,深部組織(骨,関節,筋肉,結合組織など)の体性組織の異常によって生じる疼痛
- ●**神経障害性疼痛**:圧迫や損傷などによる,感覚神経の直接的な損傷に伴って生じる疼痛

解 説

- ●内臓痛は,一般に広い範囲の鈍い疼痛であるのが特徴で,病巣から離れた部位の関連痛として現れることもある.オピオイドが比較的効きやすい.
- ●体性痛は,一般に疼痛部位が明確で,持続的な鈍い疼痛と鋭い疼痛が混在する.基本的にはオピオイドは有効だが,突出痛が問題となりやすい.オピオイドの屯用(レスキュー),非ステロイド性抗炎症薬(NSAIDs)をうまく使用することが必要になる.
- ●神経障害性疼痛は,疼痛とともに「ヒリヒリ焼けるような」「ビリッと電気が走る」「チクチク刺すような」といった感覚を伴ったり,痛覚過敏,アロディニア,しびれといった感覚異常を伴ったりすることが多い.オピオイドが効きにくいことが少なくな

121

い．成人では鎮痛補助薬の効果が期待されうるが，小児でのエビデンスは乏しい．必要に応じて，専門家にコンサルトすることが望ましい．

3 小児の疼痛の評価

- ●疼痛について子どもに尋ねる．
- ●行動の観察を行う．

🞿 解 説

- ●疼痛について子どもに尋ねる際には，子どもの発達レベルにあわせて質問の内容や表現を工夫する．ことばで疼痛を表現することができるようになるのは，おおむね2〜4歳くらいからとされる．一般に5歳くらいまでに疼痛の程度を表現できるようになり，6歳くらいからは確実に疼痛の強さを分けることができるようになる．7〜10歳くらいだと疼痛の理由が応えられるようになる．
- ●質問のポイント
  疼痛の部位・範囲と性質（疼痛の原因，病態生理の推定），疼痛の増悪・緩和の因子とパターン（治療の最適化），疼痛の程度（治療の効果判定）
- ●疼痛の程度を把握する際には，睡眠が妨げられている程度，日常生活動作（ADL）が制限される程度，鎮痛薬の効果などを確認し，必要に応じてペイン・スケール（表1）を活用する．
- ●ペイン・スケールは子どもの発達レベルにあわせた用い方の工夫が必要になる．フェイス・スケールを理解できるようになるのは，おおむね4〜5歳以上であるとされる．8歳くらいになると，ことば，順序，数字，割合の概念などの理解が深まり，NRSのような数字での定量化ができるようになってくる．11歳以上では成人と同じようにスケールを用いることができるようになる．
- ●ことばで疼痛を表現できない子どもでは，行動の観察による疼痛評価が必要になるため，日頃から子どもをみている親による観察がより重要になる．
- ●慢性疼痛は，急性疼痛に比べて，行動観察による疼痛の評価が難しく，ことば数が減ったり，おとなしくなったり，神経質になったりなど一見疼痛とは関係のないような変化を表出することにも注意が必要である．鎮痛薬の試験的な投与が疼痛評価に有用なこともある．

表1 代表的なペイン・スケール

numerical rating scales（NRS）

　疼痛の程度を 0 ～ 10 までの数字に置き換えて表現する方法．成人の臨床現場では最も頻繁に用いられるスケールである．数字の大小が理解できれば小児でも利用可能だが，「割合」の概念を理解できるようになるとより正確な表現が可能となる．おおむね 8 歳以上で使用可能．

　幼児では数字の代わりにポーカーチップなどのものを使うほうが表現しやすく，少ない数であれば 3 歳くらいから使用することができることもある．

visual analogue scales（VAS）

　疼痛の程度を線の長さで表現する方法．小児では水平線より温度計のように垂直線のほうが表現しやすいといわれている．おおむね 8 歳以上で使用可能．

category rating scales（CRS）

　疼痛の程度を段階的な表現を用いて表すものであり，小児では VAS や NRS に比べて，概念を理解しやすいとされる．フェイス・スケールは小児の疼痛評価で最も頻用されているスケールであり，おおむね 4 歳以上で使用可能．

（筆者作成）

4 小児がんの持続的な疼痛に対する薬物治療

- 2 段階戦略を用いる．
  - Step 1（軽度の疼痛）では，非オピオイド鎮痛薬を使用
  - Step 2（中～重度の疼痛）では，オピオイド（第一選択はモルヒネ）を使用
- なるべく疼痛を感じないですむよう定期的な用法で投与する．
- 最も簡便で効果的かつ苦痛の少ない投与経路を選択する．
- 個々の子どもにあわせた投与量，治療方法を選択する．

🔖 解説

- 非オピオイド鎮痛薬としては，アセトアミノフェン，NSAIDs が一般的である．
- NSAIDs は時に骨痛などでオピオイド以上に効果を発揮することがあるものの，小児科診療においては使用が控えられてきた経緯もあり，使用にあたっては慎重に検討することが望まれる．
- モルヒネ以外のオピオイドは，小児でのエビデンスが乏しく積極的に推奨されてはいないが，モルヒネが副作用等により使用しにくい場合には使用を考慮する．
- 定期投与は速放製剤と徐放製剤のいずれを用いる方法もある．速放製剤は速やかにタイトレーションしやすいというが利点あり，徐放剤は内服回数が少なくてすみ，夜間に長時間の鎮痛がはかりやすいといった利点がある．
- がん疼痛では，頓用薬（レスキュードーズ）も併せて処方することが望ましい．レスキュードーズの投与量は，内服であれば 3 ～ 6

時間量程度，注射であれば 1 〜 3 時間量程度をめやすにする（効果や副作用をみながら調整）．

- 内服可能であれば，経口投与が簡便で好まれる．
- 内服が困難な場合，迅速なタイトレーションを要する場合，静脈ルートが留置されている場合は，注射を選択するほうが望ましいこともある．
- 持続皮下注射は，静脈投与と同等の効果が得られ，ルート確保に伴う苦痛が少なく，血中濃度が一定で安全な投与方法である．投与量は 1 時間あたり 1 mL 程度までが望ましい．
- 坐薬は効果が安定しにくく投与に苦痛を伴うが，内服が困難な場合など状況によっては有用である
- 強オピオイドには投与量の制限がない．安全性を考慮して最初は少なめの量から開始する．
- 開始量で疼痛が残存する場合は，レスキュードーズで対応しながら，必要に応じて定期投与量を増量していきながら適量を決める（タイトレーション）．前日量の 30 〜 50 ％ を定期薬に上乗せしながら数日ごとに適量まで増量していくのが一般的だが，レスキュードーズの使用量が多い場合は，前日使用したレスキュードーズを前日定期投与量に上乗せして新たな定期投与量とすることもある．オピオイドの増量でも十分な鎮痛効果が得られず副作用が問題になる場合は，副作用対策，鎮痛補助薬付加，薬剤投与ルート変更，オピオイドの変更などを考慮する．
- 疼痛の原因によっては放射線治療や神経ブロックなど，ほかの様々な鎮痛の手段も考慮する必要がある．
- 鎮痛補助薬（ガバペンチノイド，抗てんかん薬，抗うつ薬など）の小児での使用についてはエビデンスが乏しく，一般に推奨されていない．使用を検討する場合は，使用経験豊富な専門家に相談することが望ましい．
- アセトアミノフェンとモルヒネの投与量について，筆者がすすめる初期投与量のめやすを以下に示す．なお，欧米のテキストではモルヒネの開始投与量についてより高用量を許容しているが，わが国ではより少なめから開始して効果と副作用をみながらタイトレーションしていくほうが無難であると考えられる．
  - アセトアミノフェンの投与量のめやす（生後 3 か月以上）
    15 mg/kg（4 〜 6 時間ごと）
  - モルヒネの開始投与量のめやす（生後 3 か月以上）
    内服：0.4 〜 0.5 mg/kg/ 日，レスキューは 3 〜 6 時間量程度
    持続静注あるいは持続皮下注射：10 μg/kg/ 時

5 ▶ オピオイドの副作用

- 眠気：オピオイド開始直後や増量後に生じやすいが，一般に数日以内で軽減する．
- 悪心：オピオイド開始後あるいは増量後に生じやすいが，成人に比べ小児では頻度が低いため，予防的な制吐薬の投与は必ずしも必要ない．
- 尿閉：成人に比べ小児で多く，特に急に増量した際に出現しやすい．
- 瘙痒：成人に比べ小児で多く，顔の痒みを訴えることが多い．
- 便秘：一般に頻度が高く，耐性も得られない．
- 呼吸抑制：意識レベルが低下し，呼吸数が減少してくる（覚醒した状態や多呼吸の状態で呼吸抑制が生じることはない）．疼痛の存在下での適切なタイトレーションにおいて出現することはまれである．

🔖 解説

- 眠気が遷延，悪化する場合には減量を考慮するが，腎障害，肝障害，電解質異常，中枢神経の病変などにも注意する．特にモルヒネ投与中で腎障害が悪化している場合は，ほかのオピオイドへの変更を考慮する．
- 年少児ではモルヒネ -3- グルクロニド（M3G）が優位となり眠気よりむしろ不機嫌などの易刺激性が目立つこともある．
- オピオイドによる悪心に対して，成人ではハロペリドール，メトクロプラミドなどの抗ドパミン薬，ジフェンヒドラミンなどの抗ヒスタミン薬がよく用いられる．
- 軽い症状で自然に軽快することも少なくないが，膀胱を圧迫したり，間欠的な導尿を要することもある．難渋する場合はオピオイドの変更やコリン作動薬の投与を考慮する．
- 抗ヒスタミン薬は十分な効果を得られないことが少なくない．難渋する場合はオピオイドの変更も考慮する．
- 便秘については，予防的に下剤を定期服用することが望ましい．下剤としては浸透圧性下剤と大腸刺激性下剤があり，そのいずれかあるいは両方を用いる．難渋する場合は，比較的便秘が少ないフェンタニル，タペンタドールへの変更を考慮する．
- 3 か月齢未満では，呼吸中枢の未熟性による無呼吸に注意が必要．
- 呼吸抑制はナロキソンによって軽減することができるが，効果が切れると再び呼吸抑制が出現することに注意が必要（その場合は再投与する）．ナロキソンを投与すると疼痛や退薬症状が急激に

出現することがあるので，軽度の副作用に対するナロキソンの安易な投与は避けるべきである(あくまでも救命のための手段).

６ オピオイドの変更

●オピオイドの副作用により，鎮痛効果を得るだけのオピオイドを投与しにくいときには，オピオイドの変更も考慮する.
●成人では，オキシコドン，タペンタドール，ヒドロモルフォン，メサドン，フェンタニル貼付薬がモルヒネの代替薬としてよく用いられている.

📖 解 説
●変更前に以下のことも併せて確認する.
 ・状態の変化(消化管機能低下による吸収の低下や腎機能低下による活性代謝産物の蓄積など)
 ・その症状はオピオイドによるものか(高カルシウム血症，化学療法・放射線療法の副作用，脳転移など)
 ・薬剤の相互作用(シトクロム P450〈CYP〉による代謝の影響など)
●オピオイド変更における薬剤間の換算は表 2[1]を参照. ただし，病状や個人差などによって異なるため，あくまでもめやすであることに注意する.

表 2 各オピオイドの経口モルヒネとの換算比(oral morphine equivalent)のめやす

オピオイド	経口モルヒネ＝1 に対する力価
モルヒネ(経口)	1
モルヒネ(注射)	2
フェンタニル(経皮／注射)	100
オキシコドン(経口)	1.5
オキシコドン(注射)	2
タペンタドール(経口)	7.5
ヒドロモルフォン(経口)	0.2

メサドンはモルヒネ換算比の個人差が大きく使用にあたって特別な配慮も必要なため，使用経験豊富な専門家と相談のうえで用いることが望ましい.

(Goldman A, et al.：Oxford Textbook of Palliative Care for Children. 2th ed., Oxford University Press, 2012 より)

7 Patient-Controlled Analgesia (PCA)

- ●対象：PCA の手法が理解できること（おおむね 8 歳以上）．
- ●適応：内服困難，経口摂取困難，急速なタイトレーションが必要，迅速あるいは頻回のボーラス・ドーズが必要，オピオイド内服の副作用で注射薬での管理が望ましい場合など．

PCA のメリット

- ●突出痛に対して患者自身によって簡便かつ迅速に対処できる．
- ●投与量を細かく調整できる．
- ●機器によっては，ボーラス・ドーズ投与の経歴が記録として残る．
- ●使用例：モルヒネ 1 mg/kg を生食とともに 50 mL の溶液とし，持続投与量 0.5 mL/ 時，ボーラス・ドーズ量 1 mL，ロックアウトタイム（不応期）15 分，最大ボーラス回数 4 回 / 時．

🔖 解 説

- ●PCA の自己管理が難しい場合は，介護者がボーラス・ドーズの投与を代行する．
- ●持続的な疼痛を認める場合には，ボーラス・ドーズの使用状況を勘案しながら持続投与量を 30 ～ 100 ％ 増量する（持続投与量の増量による効果の判断は 6 時間以上かかる）．
- ●ボーラス・ドーズの効果が不十分な場合は，ボーラス量を 30 ～ 100 ％ 増量する．

MEMO

　疼痛は，身体的な苦痛としてのみ捉えるのではなく，心理的，社会的，スピリチュアルな要素も含んだ「全人的な苦痛」として捉えることが重要である．「疼痛」があるということは，身体的な苦痛が存在するのはもちろんだが，加えて心理的な苦痛(抑うつ気分，意欲の低下，死を意識し不安になる，など)や，社会的苦痛(痛みによる社会参加の制限，人間関係の悪化，など)，さらにはスピリチュアルな苦痛(「こんなつらい思いをしてまで生きる意味があるのか」などの生きる意味についての苦悩)を含めた全人的な苦痛を抱えうることを理解する必要がある．

　また，疼痛の程度や性質が心理的，社会的要因によって大きく変化しうることも理解しておく必要がある．心理的な不安や恐怖は疼痛の閾値を下げる方向に働き，逆に楽しいとき，何かに集中しているときなどは疼痛の閾値が上がるといわれている．したがって，子どものストレスや不安など疼痛閾値を低下させる要素を減らす努力をすることは，鎮痛剤を投与するのと同じく重要である．特に処置などの予期しうる疼痛については，子どもに対してきちんと説明し話しあうことは不安を減らすのに有効である．ストレスや不安を与えないような環境づくりにも気を配り，遊びも重要な疼痛治療の一つであると心がける必要がある．

文　献

1）Goldman A. et al.：Oxford Textbook of Palliative Care for Children. 2th ed.,Oxford University Press, 2012.

参考文献

・Jassal SS, et al.：Basic Symptom Control in Paediatric Palliative Care- The Rainbows Children's Hospice Guidelines- 7th Edition 2008
http://www.icpcn.org/downloads/Microsoft_Word_-_2008_Symptom_Control_Manual.pdf
・日本緩和医療学会緩和医療ガイドライン作成委員会編：がん疼痛の薬物療法に関するガイドライン 2020 年版．金原出版，2020.

[多田羅竜平]

　今回の新版作成にあたっては，よりよいマニュアルを目指して，まず2016年に刊行した旧版に対するアンケートを診療現場の若手医師たちに行い，これを参考にしつつ編集部スタッフの方々やJACLS支持療法小委員のなかで検討を重ねました．できるだけ自分たちが初心者だった頃に思いをはせながら，みやすくわかりやすい記載に努めたつもりですが，まだまだ改善の余地があるのではないかと思います．本マニュアルに対して若手の先生方はもちろん，ベテランの方々もどうぞ忌憚のないご意見をお寄せいただければ幸いです．

　小児がんにおける支持療法は，実のところエビデンスに乏しい領域です．本書の内容のなかにも，成人のエビデンスに基づいていたり，これまで行われてきた実臨床の経験に則った記載が含まれます．その一方，日本では治療強度が強い間は入院で治療を行い，きめ細かい支持療法が併用されるため，治療関連死亡が少なく治療成績が良好であることが，世界的にも認識されるようになってきました[1]．本書はそのエッセンスを記したものといえるでしょう．

　本マニュアルは，これまでつらい治療を頑張って受けてきた小児がんの子どもたち，昼夜を問わず小児がん診療に取り組んだ診療医の皆様，そして歴代のJACLS支持療法小委員会の先生方の努力の結晶です．日常業務で多忙ななかアンケートに協力いただいた先生方と本書を執筆いただいたJACLS支持療法小委員会の先生方，「疼痛の管理」の執筆をお引き受けいただいた多田羅竜平先生，本書の出版をご快諾いただいた診断と治療社の西川弘美様，島田つかさ様，寺町多恵子様，土橋幸代様に，心より感謝いたします．また，旧版の責任編集と出版に情熱をかけた篠田邦大先生のご尽力があったからこそ，今回の新版が世に出たということを最後に記しておきたいと思います．

文　献

1) Inaba H, et al. : Blood 2020 ; 136 : 1797-1798.

JACLS支持療法小委員会委員長
新版小児がん支持療法マニュアル編集責任者
京都府立医科大学大学院医学研究科小児科学講師
大曽根眞也

用語索引

薬剤名索引

和 文

131

新版　小児がん支持療法マニュアル

ISBN978-4-7878-2504-9

2021 年 4 月 15 日	初版第 1 刷発行
2024 年 7 月 26 日	初版第 2 刷発行

編　　　集	小児白血病研究会（JACLS）
編集責任者	大曽根眞也
発 行 者	藤実彰一
発 行 所	株式会社　診断と治療社
	〒 100-0014　東京都千代田区永田町 2-14-2
	山王グランドビル 4 階
	TEL：03-3580-2750（編集）
	03-3580-2770（営業）
	FAX：03-3580-2776
	E-mail：hen@shindan.co.jp（編集）
	eigyobu@shindan.co.jp（営業）
	URL：http://www.shindan.co.jp/
印刷・製本	広研印刷 株式会社